U0278395

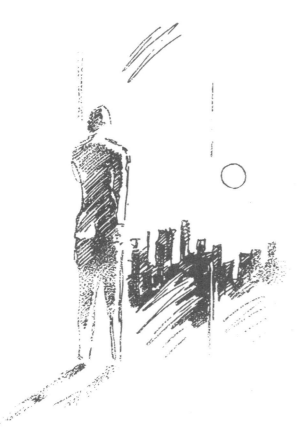

（第五版）

（Updated & Revised Fifth Edition）

我　心
看世界

天宝解析孤独症谱系障碍

The Way I See It
A Personal Look at Autism

［美］天宝·格兰丁（Temple Grandin）著

燕原　译

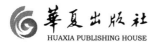

华夏出版社
HUAXIA PUBLISHING HOUSE

图书在版编目（CIP）数据

我心看世界：天宝解析孤独症谱系障碍：第五版 /（美）天宝·格兰丁（Temple Grandin）著；燕原译. --北京：华夏出版社有限公司，2023.9

书名原文: The Way I See It: A Personal Look at Autism: Updated & Revised Fifth Edition

ISBN 978-7-5222-0408-6

I. ①我… II. ①天… ②燕… III. ①孤独症－研究 IV. ①R749.4

中国版本图书馆 CIP 数据核字(2022)第 164319 号

北京市版权局著作权合同登记号：图字 01-2021-4548 号

我心看世界：天宝解析孤独症谱系障碍（第五版）

作　　者	［美］天宝·格兰丁
译　　者	燕　原
策划编辑	刘　娲
责任编辑	张冬爽

出版发行	华夏出版社有限公司
经　　销	新华书店
印　　装	三河市少明印务有限公司
版　　次	2023 年 9 月北京第 1 版 2023 年 9 月北京第 1 次印刷
开　　本	710×1000　1/16 开
印　　张	17.25
字　　数	257 千字
定　　价	69.00 元

华夏出版社有限公司　地址：北京市东直门外香河园北里 4 号

邮编：100028 网址：www.hxph.com.cn

电话：（010）64663331（转）

若发现本版图书有印装质量问题，请与我社营销中心联系调换。

第五版序

我认识天宝超过 25 年了，一直都佩服她对孤独症谱系的深刻理解。这不仅来源于她丰富的个人经历，还得益于她长期关注孤独症谱系的前沿研究。天宝具备惊人的能力，去带动听众和读者理解她的观点和解释。她的坦诚直白，在这本书的每一页，都触动到我。

《我心看世界》第五版汇总了天宝 20 多年来在《孤独症与阿斯伯格综合征文摘》（*Autism Asperger's Digest*）①杂志上发表的作品。让我们惊奇的是，她对于孤独症谱系的见解，一直在被最新的研究和临床实践证实。

这本书涉及孤独症谱系障碍的各个方面，从严重孤独症人士的自伤行为及交流障碍，到有能力独立的人们所面临的学业和职场困难。天宝的建议也涉及近年来的新问题，比如诊断标准的变化、对儿童看屏幕时间的控制、更多疗愈动物的选择。每一篇文章的相关学术文献和推荐资料有很多更新②。天宝通过这本书，形象地展示了伴随孤独症而来的，不仅仅是无数困难挑战，还有人性的顽强。这值得家长、谱系障碍人士、专业人士和特教老师，你们每一位读者的感谢。

我喜欢在临床工作和演讲中，引用《我心看世界》中的经典语句。我也建议同事们参考天宝的解释和建议，帮助他们提高专业水平。另外，我建议有阅读能力的孤独症谱系障碍人士都来阅读天宝的新书，从而加深对自己的了解，学习她的智慧，乐观看待人生。

通过阅读《我心看世界》，你能洞见孤独症的本质。

托尼·阿特伍德（Tony Attwood）博士③

---

① 译注：《孤独症与阿斯伯格综合征文摘》是由美国未来地平线文化公司出版的杂志，有多位业内知名人士开设的专栏，双月刊。杂志网站：www.autismdigest.com
② 编注：相关学术文献和推荐资料请登录公众号"华夏特教"知识平台查看。
③ 译注：托尼·阿特伍德博士是世界知名的阿斯伯格综合征研究专家，是《阿斯伯格综合征完全指南》（*The Complete Guide to Asperger's syndrome*）的作者。

第二版序 [①]

在我儿子达希尔（Dashiell）快两岁的时候，孤独症这个词突然闯入了我的生活。我们像很多这个圈子的父母所经历过的那样，先去找我们的儿科医生，告诉她，这孩子好像有什么地方不对头（后来我们知道那些就是典型的孤独症特征）：他失去语言，开始不停地转圈、拍手、大发脾气，一点一点地退回到他自己的世界里，不欢迎我们加入。有差不多整整一年的时间，我们定期去儿科医生的办公室讨论这些行为问题，但得到的回答仅仅是："不用担心，他只是在经历普通的'麻烦的两岁'。"但随着他的行为问题越来越严重，我们眼看着他一天天变成对自己和其他人有危险的孩子。

终于，我们再次鼓起勇气打电话给儿科医生，说："这肯定不是'麻烦的两岁'，而是有严重的问题了。"我们坚持要求为儿子进行测试，结果在到医院不久，我们就得知儿子已被确诊为广泛性发育障碍（Pervasive Developmental Disorder, PDD）。后来我们才明白，对父母来说，广泛性发育障碍是一种委婉的说法，而实际的意思是："你的儿子，你那漂亮、帅气的小男孩，他十个手指头和十个脚指头都是健全的，但他有孤独症。他永远不可能学会读书、写字、说话，也不可能工作；他永远无法独立生活、交到朋友、被社会接纳、结婚，也不会拥有自己的家庭。"

接下来的几个月同样残酷。我们打听到所在的学区有早期干预幼儿园，他们向我们保证那里的老师都是经过良好培训的，幼儿园有完善的设施来训练孩子。我们就把孩子送去了，但是在入园的第一天，他们居然就把孩子搞丢了一次！我们觉得必须进一步考察这个机构，然后才发现这里所谓的经过"良好培训"的老师，居然以前从来没有带过

---

① 译注：本书第二版出版于 2011 年，较第一版增加了 14 篇文章，涉及新的研究内容。

孤独症的孩子，从来都没有！作为受过高等教育的父母，我们只有坚信我们自己才能做得更好。接下来我们让儿子退学，在家里开始了以家庭为主的训练计划，我们请了附近评价最高的行为训练师来主持训练。不幸的是，我们眼睁睁看着时间飞速流逝，而那位最好的行为训练师刚好在那段时间，由于个人原因处在一种精神崩溃的情绪中不能自拔，结果我们感觉她所使用的任何训练手段，怎么看都像是在虐待孩子，而不是在教育孩子。我们两口子彻底陷入了迷茫、孤独和走投无路的地步。直到有一天，我收到我妈妈寄来的一个邮包，里面有一本书：《用图像思考：与孤独症共生》（*Thinking in Picture: My Life with Autism*）①，作者是天宝·格兰丁（Temple Grandin）。又过了一天，我收到我祖母寄来的一封信，里面是《纽约时报》上一篇文章的剪报，作者是奥利弗·萨克斯（Oliver Sacks），文章里面写的就是天宝的故事。

天宝的故事令人惊叹。她是一位天才的动物科学家，美国畜牧业人性化设备领域最成功的设计师，而且，她有孤独症。她小时候语言发育迟缓，并且表现出很多奇怪的行为，但是今天的她，能够阅读，能够写作，能够演讲（对，她不仅仅能说话！），她独立生活，有工作（事实是，她干很多工作），她是好几家财富 500 强企业的顾问，她是畅销书作家、演讲家（畜牧业和孤独症领域），她还是科罗拉多州立大学（Colorado State University）动物科学系的教授。不过这其中最重要的一点可能是，她是一位朋友——一位很亲密的朋友。她对朋友极度忠诚，总是在你需要的时候出现，而且乐意为你排忧解难。也许今天的这一切对童年时代的天宝来说，都只能是一个美丽的梦想。但在她的母亲尤斯塔西娅·卡特勒（Eustacia Cutler）和生命中其他人生导师们的支持和鼓励下，天宝从一个不会说话的 4 岁孩子成为了今天的天宝。天宝·格兰丁是每一位孤独症孩子父母心目中当之无愧的英雄，她给我们打开了进入孩子内心世界的窗口，让我们感觉未来充满着无限的可能和希望。

在 13 年前，我意识到我需要跟更多人分享天宝的故事。当我从美国最大的艺人经纪公司威廉·莫理斯经纪公司（William Morris Agency）

---

① 译注:《用图像思考：与孤独症共生》中文版 2014 年由华夏出版社出版。

的经纪人职位辞职后，我开办了自己的经纪公司，我有机会可以把这件事做起来。我计划着要出品一部关于天宝非凡一生的电影，为此，我和天宝本人建立起联系，和HBO（Home Box Office）电视网达成协议，并开始顺利执行我的计划。这一计划花费了我们整整10年的时间，我们终于圆满完成这部让我们骄傲的电影：《自闭历程》（*Temple Grandin*），我把它献给那位我最尊敬和最爱戴的女士。回顾这几年，无论是在纽约一起愉快地分享美食，还是在奥斯丁我下榻的旅馆里与她并肩浏览她的日记；无论是在金球奖的典礼上坐在她身边，还是在艾美奖的舞台上与她紧紧拥抱在一起；或者听她督促着时代华纳的主席，一定要去好好检查麦当劳的分配系统……我和天宝度过的每一天，几乎都是我一生中最有趣和最美好的时光。

从荣誉和繁忙中归来，我才有空捧起天宝的新书《我心看世界》。虽然我认为我已经学到了天宝所能教给我的一切，但是我依然惊讶地发现，她居然还有那么多可以告诉我们的知识。孤独症孩子的父母通常被劝说应当给孩子尽量维持一种有规律的生活，而天宝却用了一整篇文章来鼓励父母，在有规律的生活中大力发展灵活性，并举例说明如何实现；在把孤独症孩子培养成人的过程中，她给出了如何去激发他们的兴趣，并逐渐培养今后职业方向的策略。另外，天宝还提醒我们，学习是永无止境的，人一直到老年阶段都有可能学到东西，而在生活中不断地接触新鲜事物，是扩展心智的根本，即使这个人有孤独症也是如此。这是一本富有洞察力的、能给人带来极大帮助和希望的书，就像写作这本书的女士一样！我坚信这本解析孤独症谱系障碍的指导图书，会给广大读者带来知识和启发。

埃米莉·格尔森·赛尼斯（Emily Gerson Saines）[①]

2011年2月

---

① 译注：本文作者埃米莉·格尔森·赛尼斯是美国HBO电视网的合作制片人，一位孤独症孩子的母亲。她在HBO电视网推出的以天宝真实经历所改编的电影《自闭历程》中担任制片人，此电影在2010年美国第26届艾美奖中揽获了包括最佳电视电影在内的七项大奖。

第一版序 ①

还有谁能比天宝·格兰丁更好地向我们展示孤独症和阿斯伯格综合征（Asperger Syndrome，AS）的内在秘密呢？

天宝在她近 60 年对孤独症的亲身体验过程中，有超过 30 年贡献出了相当多的时间和精力，凭借她本人超凡的智力和天分，来总结她自身的孤独症特征，并不断传授给我们。这本书在不长的篇幅里，集中体现了她高度的洞察力、丰富的信息量和清晰的表达能力，尤其是提供了实际可行的想法和指导建议，本书主题涉及孤独症和阿斯伯格综合征的各个方面，从怎样处理广泛出现的行为问题，到不同的学习类型和身体健康问题。

天宝第一次出现在孤独症领域的演讲台上时，社会上几乎没有人听说过孤独症，而能流利地交谈，直接告诉我们内心感受的孤独症人士，就更少了。作为一个小型全国性孤独症家长组织的成员，我在 1965 年 11 月受伯纳德·瑞慕兰（Bernard Rimland）博士邀请，一同成立了一个全国性的组织：美国孤独症儿童协会（National Society for Autistic Children, NSAC），也就是现在的美国孤独症协会（Autism Society of America, ASA）。我们的目的是整合各方面资源，致力于更好地理解这一神秘的、严重困扰我们孩子的病症，同时寻找治疗方案、发病根源和治愈的可能性。在 20 世纪 60 年代，孤独症领域几乎没有科学研究文献，瑞慕兰博士的书《孤独症初探：综合症状和背后的行为神经理论》（*Infantile Autism: The Syndrome and Its Implications for a Neural Theory of Behavior*, 1964）② 是这个领域最初的出版物之一。而我们大家都不认识任何有孤独症的成年人。

我第一次见到天宝是在 20 世纪 80 年代中期，我们有很多人一起在

① 译注：本书第一版出版于 2008 年。
② 译注：这是从科学角度反击当时流行的"冰箱妈妈理论"的重要书籍。

圣路易斯机场转机，去芝加哥参加 NSAC 的年度会议。在机场的小候机室里，有 25 个从全国各地来转机去参加同一个会议的人，之前很多人都相互认识，而我们聊天的话题也主要集中在孤独症上。

我注意到在人群外围站着一位个子高高的年轻女性，明显对我们的讨论很感兴趣。她好像有点害羞，不过表情愉快，大部分时间只是静静地听着。在芝加哥下飞机后，她和我上了同一辆大巴，坐在一起我才知道她的名字叫天宝·格兰丁，这是她第一次来参加孤独症会议。我很惊讶她对于孤独症的知识如此丰富，不过直到会议快结束的时候，我才意识到她本人就有孤独症。我曾经的确听说过有一位被确诊为孤独症的女性已经成年，是高功能的，但是我从来没有把她和面前的这个人联系起来。我问她是否愿意在明年的 NSAC 会议上做报告，她同意了。

在那个年代，NSAC 会议是美国孤独症领域唯一的全国性专业会议，我们每年都会在会议期间安排一个完整的时间段，用来给与会者私下交流信息。这一活动通常安排在一个大房间，那里有很多十人座的圆桌，每个桌子上会标明一个主题，并由一位组长负责组织讨论。在第二年的 NSAC 会议上，我专门安排了一个桌子，主题叫作"孤独症成年人"，我担任讨论组长，而天宝就是在那时第一次被正式介绍给所有与会者。我们桌子的十个座位马上就坐满了，周围还至少围了三圈人，那个房间很快变得嘈杂起来，每个人都想尽量靠近一点，好听清天宝说的每个字。我马上要求组委会给我们另安排一个房间，然后很多人跟着我们到了一个小会议室。

天宝和我站在一个高出一点的台子上，下面的听众摆出一副总也听不够的架势。那是我们很多人第一次见到有人以亲身经历直接告诉我们什么是极度听觉敏感的感觉，"就好像被绑在铁轨上而火车就要开过来"。在谈到她只能忍受一种类型的内衣时，天宝描述了她的皮肤敏感度很高，以及她无法准确用语言来表达痛苦的感觉。在人际关系问题上，她谈到，她向其他人表达自己的感觉非常困难，而且她也无法理解其他人的感觉。听众问了很多问题，比如："为什么我儿子总是在转东西？""我怎么训练孩子的大小便？""为什么他要捂着他的耳朵？""为什么他就是不能看着我？"天宝从她自己的体验谈起，而她的洞察力之敏锐让人印象深刻。我看到台下，不止一双眼睛里闪着泪花。

大约一个小时的演讲过去之后，很多人留下来围着天宝说话，她仿佛很诧异，不过也很高兴被这么多人关注，即便他们只是说些吹捧的话。后来我问起她当时的感觉，她说有一点点紧张。之后很多年，我都一直能回想起那个场景，感叹那是一个多么不寻常的历史时刻，不仅对她来说，也对我们所有人。

此后不久，在 1986 年，她的第一本书《浮出水面：被贴上孤独症标签》（*Emergence: Labeled Autistic*）① 出版了。就像大家所说的，我们见证着历史。10 年后，她最受好评的书《用图像思考》出版，紧接着，大量其他的孤独症书籍出现在大众面前。同时，天宝在她专业领域内的工作和写作也很活跃，她成为动物行为研究领域的专家，在科罗拉多州立大学获得博士学位。她在 2006 年出版的《我们为什么不说话：以自闭者的奥秘解码动物行为之谜》（*Animals in Translation: Using the Mysteries of Autism to Decode Animal Behavior*）上了《纽约时报》畅销书排行榜。

天宝很快成为孤独症圈子里最受欢迎的演讲者之一，她也经常给大众出版物写稿子，并且在专业科学杂志上发表科研文章。对孤独症谱系障碍的孩子们和他们的父母，她总是最慷慨的。她给很多孤独症孩子家长组织的通讯杂志写稿，在世界各地跑来跑去，在孤独症会议上发表演讲。可能还没有其他孤独症谱系障碍人士在媒体上露面的次数超过天宝，她对于全世界理解孤独症和阿斯伯格综合征，以及让社会更加理解我们周围的孤独症谱系障碍人群，所产生的影响是最大的。

今天的天宝·格兰丁已经不再是我 25 年前遇到的那位女士，以我特殊的角度，我得以目睹了她后来的成长。从我遇到她的那天开始，可以说她的社交能力和社会意识都一直在不断进步，她是我所知道的最努力工作的人之一。在我看来，她的那些孤独症谱系特征，恰恰成为推动她树立今天这样成功和动人形象的主要因素，虽然在这条路上她经历了常人想象不到的困难。她的知识非常丰富，她全心全意帮助孤独

① 编注：该书中文版于 2019 年由上海社会科学出版社出版，译名为《自闭历程》。本书沿用之前译法《浮出水面：被贴上孤独症标签》。

症谱系障碍孩子的父母和其他孤独症人士。她非常有洞察力，而且非常勇敢——如果你看到她如此真诚，有时甚至强势地（强势到让人无法接受）建议那些孤独症和阿斯伯格综合征成人：只有注意在社会上保持礼貌的举止、合适的着装、对自己的行为负责、遵守文明社会的规则，才能成功地融入社会、保持工作和拥有朋友，勇敢就是一个很贴切的描述她个性的词。

还有，她很有幽默感。虽然整体来说她的演讲非常直白，但最近几年，她的幽默感发展得很好，而她的听众也喜欢这种演讲风格上的改变。

另外，在她的努力下，她学习着更大方地感激在生活中曾经帮助过她的人，包括她的母亲尤斯塔西娅·卡特勒，她在《口袋里的刺》（*A Thorn in My Pocket*）一书中描述了她们家庭生活中的故事。天宝所感谢的人还有一些老师和同事，是他们看到了她的潜在能力，并勇敢地超越当时社会对孤独症的片面了解，帮助她发展特长。对大多数孤独症人士来说，理解和发展"心理理论"（Theory of Mind, ToM）的能力相当困难，或者说是几乎不可能的。"心理理论"是一种无意识的心智过程，我们大多数人天生就能发展出来，它是依靠直觉注意到和解读出微妙的社会线索的能力，包括其他人的感觉是什么，他们可能的想法是什么，以及他们非语言动作表达的含义是什么。天宝一直坚持学习，她利用自己强大的逻辑分析能力，明显提高了自己的社会思维和社交感觉能力。

天宝不断地用自己的能力关注着孤独症，以及任何一位和孤独症有关的人。她的天赋是上天带给我们大家的礼物——不仅仅是针对孤独症圈子里的人，而且是整个社会。亲爱的读者，你手中拿着的这本书，就是她花费一生对人类社会敏锐的观察分析结果，是她通过广泛而独特的思考，以及她在成为今天的天宝·格兰丁的道路上，从个人经验中得到的人生智慧。这本书是优秀的思想总结，来自为人类历史上最困难和最迷惑的一种病症做出巨大贡献的一个人。天宝除了自我体验和思考，还花费了大量时间去倾听来自孤独症孩子的父母及那些服务于孤独症整个谱系（从最严重的孤独症到高功能的阿斯伯格综合征）的专业人员的声音。天宝努力寻找那些影响到孤独症谱系障碍人群甚至普通人群相关问题的解决方案，这些问题小到教育策略，大到生命全程规划。她在本书中提供的建议富有创造性，显然经过了深入的思考，切实可行。她以坦诚的态度和读者对话，她知道什么是孤独症，她理解你们，她的建议非常有价值。

我认为每个图书馆，无论大小，都需要收藏这本书；每所学校，无论大小，只要有教育孤独症和阿斯伯格综合征孩子的责任，都需要这本书的指导；每一位相关的老师都会从阅读这本书中受益，而且能够在日常教学中随时应用天宝所提供的清晰策略。最后，当然还不止最后，每一位孤独症孩子的父母都能在这本书中找到金矿——那些建议、鼓励和希望，会激励他们走过陪伴孤独症孩子的每一天。

我认识天宝有二十多年了，我经常听到她对孤独症和自己生活的评价："我不是一夜之间变成像现在这样社会化的一个人，我脑子里没有一个神奇的开关，只要打开，那些有关社会性的东西就能让我理解。我之所以成为今天的我，是因为我所有的经历，那些我经历的不同事情给我提供了机会去学习，一点一滴地，非常不容易，有时简直是相当困难。我犯过很多错误，但我一直坚持尝试，直到做对为止，而且，我直到今天依然在学习！这就是我希望其他孤独症谱系障碍人士需要明白的：你不能放弃，你必须不断努力。"我相信在今后相当长的时间内，天宝在这本书中带给我们的智慧，以及对于孤独症谱系障碍的个人认识，都会在我们心中回响。

露丝·克赖斯特·苏利文（Ruth Chirst Sullivan）博士
2008 年 5 月

露丝·克赖斯特·苏利文博士是美国孤独症协会（ASA）[原美国孤独症儿童协会（NSAC）]的第一任主席。美国孤独症协会（ASA）成立于 1965 年，创始人还包括 2006 年去世的伯纳德·瑞慕兰博士。1979 年，苏利文博士在西弗吉尼亚州的亨廷顿（Huntington, WV）开办并管理一家孤独症服务中心（Autism

Services Center, ASC），一直服务到 2007 年以 83 岁高龄退休。孤独症服务中心（ASC）是一家非营利性的有注册资格的健康行为养护机构，服务于所有类型的发育障碍儿童，特别是针对孤独症谱系障碍人群。该机构以社区为基础，提供居家式设施，大约有 270 位客户和 350 名员工。苏利文博士还是美国公共法律 94-142，即《残疾人教育法》（Individuals with Disabilities Education Act, IDEA），以及《发育残疾法》（Developmental Disabilities Act）孤独症方面的主要推动人之一。她也是马歇尔大学（Marshall University）1983 年成立的西弗吉尼亚州孤独症训练中心（West Virginia Autism Training Center）的创始人之一。

苏利文博士在 1988 年的影片《雨人》（*Rain Man*）中担任孤独症行为顾问。达斯汀·霍夫曼（Dustin Hoffman）因为在本片扮演雷蒙（Raymond）而获得奥斯卡最佳男主角奖，他是直接通过与苏利文博士和她 1960 年出生的孤独症儿子约瑟夫（Joseph）相处来体验如何扮演这个角色的。《雨人》的首映式当年在亨廷顿举行，达斯汀·霍夫曼和制片人巴里·莱文森（Barry Levinson）出席，这对孤独症服务中心（ASC）是有力的宣传。

给刚接触孤独症的读者

孤独症是一种发育障碍，通常在儿童早期被诊断。孤独症本质上是神经系统问题，影响到大脑的四个主要功能区：语言／交流、社交能力、感觉系统和行为。目前的研究显示可能存在孤独症谱系的不同亚型，根源是遗传因素、环境因素，或者两者的共同作用。如果你的孩子被诊断为孤独症，不要绝望。我两岁半的时候，没有语言，不停地发脾气，有重复刻板行为。早期语言治疗和轮流等待游戏对孤独症症状的改善起了很大作用。现在，我是科罗拉多州立大学的动物科学系教授。我认为在孩子 5 岁之前，他们的未来发展很难被预测。除了早期诊断，在小学和中学阶段有一些孩子会因为社交问题和没有朋友被诊断为孤独症。这些孩子虽然没有经历过早期干预，但也可以通过社交训练项目获得进步。其中有些孩子非常聪明，可能在计算机、艺术、工程或技术领域得到很好的职业发展。在我为许多著名畜牧业企业设计设备的职业生涯中，我就曾经和很多有能力的人合作过。这些人在今天，也可能被诊断为孤独症、注意缺陷多动障碍（Attention Deficit and Hyperactive Disorder, ADHD）或者阅读障碍。

每一个孤独症人士都是独特的，表现出不同的特长和困难。没有两个特征完全一致的孤独症人士，而特征类似的个体也存在不同程度的差异。这是一种"谱系"障碍，不同个体的诊断都包括在一个总的名称下面，这个名称为孤独症谱系障碍（Autism Spectrum Disorder, ASD）。在孤独症谱系障碍中，严重的孤独症人士没有口语，有严重的自伤行为，而且智力发育滞后，给日常生活带来严重困难；而在孤独症谱系另一端的高功能阿斯伯格综合征（Asperger Syndrome, AS）人士，他们智力超群，有良好的口头语言表达能力，但社交能力有明显缺陷，解读他人意图的能力也很弱。孤独症谱系障碍的范围很宽，从硅谷那些社交笨拙的聪明程序员，到终身需要在养护环境下生活的人们。其中一些高功能的谱系障碍儿童在艺术、音乐或数学上具有天赋。2013 年，美国精神医学学会发布的《精神障碍诊断和统计手册》（*Diagnostic and Statistical Manuals of Mental disorders, DSM*）第五版中，去掉了阿斯伯格综合征的诊断条目。所有的孤独症类型目前都被整合到"孤独症谱系障碍"这一个统一的名称下。孤独症的诊断从来都不够精确。多年来，医疗委员会在不断更新诊断标准。最新发布的《国际疾病分类》（*International Statistical Classification of Diseases and Related Health Problems, ICD*）第十一版中，家长和专业人士能够看到更明确的孤独症谱系障碍的诊断标准。

孤独症的发病率目前是 1:59[①]，并且还在以惊人的速度不断攀升。每 21 分钟，在美国就有一个孩子被确诊为孤独症，男孩的发病率是女孩的 4 倍，而且持续在全球扩展，无论在哪个种族和社会都没有发现差异。根据美国孤独症协会（www.autism-society.org）的数据显示，照顾一位孤独症人士一生的生活花费是 350 万~500 万美元。

孤独症意味着不同的思维和学习方式。有孤独症的个体，他们首先是人，孤独症只是他们的一部分。孤独症谱系障碍不再被严格地认为是一种行为障碍，而是会影响到整个人不同方面的问题：生理、认知、社会性和感觉等。通过个体化的适当干预和训练，有孤独症谱系障碍的孩子能够发展更多能力，学习去适应周围的世界。

我们已经获得了长足的进步，我们对孤独症谱系障碍的理解更深入，我们知道如何更好地帮助这一群体。现在，孩子在 12~15 个月就能获得诊断；很多接受了早期密集干预服务的孩子，只需要数量不多的辅助和服务，就能够进入普通学校的融合班，和其他孩子一起学习；无论在什么年龄被诊断，孤独症谱系障碍人士在适合其类型和强度的服务下，都能够开始学习，并有可能产生明显的进步。

家长的溺爱和过度保护。我经常遇到这样的青少年，语言能力正常，学业不错，但没有基本的生活能力，比如独自购物、管理钱财、打零工。在上大学之前，我的妈妈在基本生活能力上对我的要求很严格。

---

① 编注：来自美国疾病控制与预防中心（CDC，2019）报告，针对 8 岁儿童的统计结果。CDC 在 2023 年报告的数据为 1:36。

虽然每次面对新的能力挑战，妈妈也会让我选择是接受还是放弃，但她不允许我整天待在房间里。当然，我每天有固定的独处时间来平复情绪。有很多我这个年龄的祖父母们，他们在孙辈被诊断为孤独症时，才发现自己也属于谱系。他们中的很多人能干，职业发展也顺利。说起小时候，他们和现在孩子的不同是需要学习大量生存技能。我认为这对职业发展最有帮助。

（选自《孤独症与阿斯伯格综合征文摘》2008 年，修正于 2019 年）

前　言

　　这本书是我从 2000 年开始给《孤独症与阿斯伯格综合征文摘》杂志写的稿子的合集，第五版又增加了新的文章。文章被归类在不同的主题之下，如早期教育的重要性、感觉问题、认知与大脑研究和成人世界与就业等。在每章的开头，我更新了介绍部分，包括我对不同主题的额外思考。一些需要修订的文章也都更新了。

　　这些文章结合了我个人的孤独症经验和实践信息，希望给孤独症谱系障碍孩子的父母、教师和孤独症谱系障碍人士提供信息并让他们直接应用。孤独症谱系障碍是一个广泛的概念，从无口语的严重案例到轻微的阿斯伯格综合征，即那些杰出科学家或计算机工程师的群体。这本书的内容涉及整个孤独症谱系障碍。

目录 CONTENTS

第一章　早期教育的重要性

Chapter 1　The Importance of Early Education

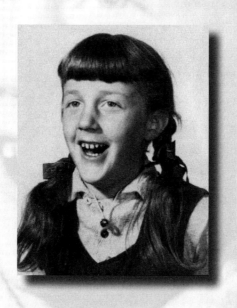

　　当孩子刚被确诊为孤独症时，父母最应当做的是，不带任何先入为主的概念和想法去观察他／她，客观了解孩子怎样应对他／她周围的世界。

早期教育干预的重要性

大量的科学研究和实践经验表明，幼儿如果接受来自经验丰富的特教老师的密集型早期干预，每周至少 20 个小时，可以大大提高预后效果。幼儿的大脑尚处于高速生长和发育阶段，在这个年龄，神经回路的可塑性很强，密集的干预训练能够在一定程度上把阻碍儿童学习的大脑"错误回路"给纠正过来。另外，幼儿的行为模式还没有被完全固化，在两三岁的时候纠正一个不适当的行为，远比在七八岁的时候来得容易。行为模式经过很多年的定型，随着年龄的增长越来越难被纠正。

应用行为分析（Applied Behavioral Analysis, ABA）利用任务分解的原则，通过大量练习达到训练行为的目的，是一种获得相当多科学文献支持的早期干预训练方法；同时，其他一些早期干预方法也被证明有一定效果，如早期干预丹佛模式（Early Start Denver Model, ESDM）[①]。孤独症谱系障碍是广泛和多样的，不同的孩子有不同的思考和加工信息的方式，早期干预方法必须符合每个孩子自身的学习模式和个性。各种不同早期干预方法的详细内容可以在网上找到。

我推荐大家阅读《早期干预训练和孤独症：生活中的问题，生活中的答案》（*Early Intervention and Autism: Real-life Questions, Real-life Answers*）这本书，作者是詹姆斯·鲍尔（James Ball）博士，2008 年由未来地平线文化公司出版。虽然这本书是为刚被确诊的孩子家长写的，但其中有超过 3/4 的信息是关于早期干预、有效的教学策略、计划安排和行为管理策略的，对任何年龄阶段的孩子家长都有参考价值。

---

① 译注：参见《孤独症儿童早期干预丹佛模式》（*An Early Start for Your Child with Autism*），中文版 2016 年由华夏出版社出版。

我的早期干预计划

在我两岁半的时候，我进入了一个非常好的早期教育机构。那个时候，我有孤独症的所有典型特征：无口语、无眼神交流、情绪失控、有刻板重复行为。在 1949 年，几乎没有医生知道什么是孤独症，但我妈妈不想放弃，不相信没有办法可以帮到我，她坚定地认为，继续让我这样下去不管不问才是最糟糕的做法。她依靠着自己的力量，到处寻找好的老师来教我，那些老师和现在有经验的孤独症老师一样好。

有一位优秀的言语治疗师，每周训练我 3 个小时，使用类似 ABA 模式的教学方法（即把一种技能分解成多个小的步骤，分别教每个小技能，重复进行大量练习），她仔细清楚地发出每个硬辅音以便我能听清。除了言语治疗学校，我还去一个高度结构化的家庭幼儿园，那里有五六个不是孤独症的孩子，其中有几个是唐氏儿 ①。幼儿园的课程每周有 8 个小时。

我的保姆是我早期训练成功的另一个关键因素，她每周差不多要花 20 个小时和我互动，比如，陪我和我妹妹一起玩需要大量互动的游戏。她的教育方式其实就是类似现在早期社交能力训练的内容，只不过在那个年代，一切都不那么正规。在游戏中，她会一直让我保持投入状态，我们的大部分活动内容需要轮流等待，而且需要与他人互动。在冬天，我们出门去玩雪，她只带一个滑雪板，这样我和妹妹必须轮换着滑；在夏天，我们要轮换着荡秋千。我们还被教育必须遵守良好的餐桌礼仪，这样的教育和学习机会体现在生活中的各个方面。

在我 5 岁的时候，我们开始玩大量的桌面游戏，如飞行棋和跳棋。我对艺术和手工的兴趣也被充分开发出来，做了大量的手工艺术品。总之，在一天的大部分活动时间里，我的大脑不得不接触周围世界。不过，我妈妈也认识到我的一些行为有特定的内在意义，要改变它们并不是一两天的事情，需要循序渐进。所以在午饭后的 1 个小时里，我可以

---

① 译注：唐氏儿是唐氏综合征（Down Syndrome）儿童的简称。唐氏综合征是一种染色体变异疾病，亦称 21 三体综合征，以拥有相似面部特征而被人熟知。多数唐氏儿的智力水平低于常人。

自由去做那些"自闭"行为。这一个小时，我必须待在自己的房间里。我曾一度着迷于转动一个用于装饰床架子螺栓的铜盖。我会花所有自由的时间，用不同的速度来转它，观察不同速度下铜盖转的圈数。

当孩子刚被确诊为孤独症时，父母最应当做的是，不带任何先入为主的概念和想法去观察他／她，客观了解孩子怎样应对他／她周围的世界。对下一步寻找合适的干预方法来说，这样的观察信息是无价之宝，它能保证我们选择的干预方法最符合孩子独特的学习方式和需要。在 2~5 岁，无论孩子是被确诊为典型的孤独症，还是其他某种类型，如广泛性发育迟缓等，家长都不能无所作为。哪怕孩子还没被确诊，但只要父母发现孩子在某些方面明显有"发育问题"——如语言发展严重滞后，具有大量奇怪和重复的行为，不和周围的人及环境互动等，就要重视起来。虽然父母不应当让孩子整天都处在高强度的外界刺激中，但反过来，让孩子和周围世界彻底隔绝也是万万不可的。亲爱的父母们，你们需要知道：**最不应当做的，就是什么都不做**。如果你有一个 3 岁的孩子，他不会说话，有孤独症迹象，那你就需要马上开始干预。如果孩子不到 3 岁时就能被发现有孤独症症状，那么干预就应该更加及时。不要白白浪费 6 个月或者 1 年时间去等待孩子的发展，虽然儿科医生可能建议你再等等，观察观察，也许他们会告诉你"男孩子就是比女孩子发育晚"，或者"不是所有孩子都同时开始说话"。我的建议是，特别是对那些在适当时间开始学说话但后来语言和行为都产生退化的孩子，应当马上开始干预。

父母可以发现，无论是获得诊断还是早期干预服务，都面临着需要排队等待的状况。在一些地方，州立的免费早期干预服务（从出生到 3 岁）还没排到，孩子就过了 3 岁。不过对父母来说，在正式的专业干预项目开始之前，自己也可以和孩子做很多事情，比如，玩需要轮流等待的互动游戏，鼓励眼神接触的互动等。而祖父母们也会提供很大帮助，如果他们有不少带孩子的经验，他们的加入会非常有效。如果你无法让你的孩子获得专业的干预指导，那你需要立即开始与你的孩子一起学习。

我推荐劳恩·考夫曼（Raun Kaufman）所著的《爸妈治好了我的

自闭症》（*Autism Breakthrough*）一书，这本书可以和本书一起作为初学者开始干预孩子的指导。考夫曼这本书中最有价值的内容是给祖父母和其他非专业人士提供了简单可用的教学指南。家长可以忽略他对某些疗法的意见，因为存在争议。

不要让 5 岁以下的孩子沉迷于平板电脑、智能电话和其他电子设备。孩子单独玩电子设备的时间一天绝不能超过 1 个小时。对于 5 岁以下的孩子，父母或教师必须陪同他们一起玩电子设备上的互动游戏。对电子设备的强烈兴趣，可以被转化为同其他人进行互动游戏的动力。孩子如果对电子设备有强烈兴趣，我们可以引导他玩和其他人轮流互动的游戏。如果是手机游戏，在游戏过程中，手机就会传来传去，从而会产生互动。太多的孩子因为沉迷于游戏世界而关闭了对现实世界的关注。大一些的孩子独自玩游戏的时间也要限制在一天 1 个小时内。在孤独症谱系障碍儿童中，过度沉迷于游戏已经是个大问题。

和这个年龄段的孩子进行大量的互动游戏，同正规的桌面教学一样有效。虽然你可能暂时还不了解市面上大量不同的孤独症干预训练方法，但是你要相信你本身就有足够的智慧和动力去和孩子互动，每周至少要 20 个小时。父母们，**不要再等了，现在就开始吧**！

不要被标签束缚

（选自 2014 年 5—6 月刊）

孤独症的诊断并不准确，它不像某种疾病的诊断。在某些疾病的检测报告上，如癌症或结核病，根据检测结果就可以明确分类。孤独症的诊断不是这样。孤独症的诊断是基于美国精神医学学会（American Psychiatric Association）出版的《精神障碍诊断和统计手册》（DSM）对一系列行为模式进行的描述。手册中的行为模式是根据科学研究结果和专家委员会讨论意见综合得来的。2019 年，《国际疾病分类》第十一版（ICD-11）发布，我会在下文中介绍。因为 ICD 标准被很多国家的所有科系的医生使用，所以设计得更简洁明了。

当理查德·帕内克（Richard Panek）和我在 2013 年写作《孤独症大脑：对孤独症谱系的思考》（*The Autistic Brain: Thinking Across the Spectrum*）[①] 的时候，我们研究了 DSM 标准的历史演变。从 20 世纪 50~60 年代开始，孤独症的诊断标准发生了巨大的变化。我们如果详细对比过去 60 年间发生的变化，就会非常吃惊。

1980 年，一个孩子被确诊为孤独症的标准是语言发育迟缓和孤独症类行为。1994 年，阿斯伯格综合征（Asperger Syndrome，AS）被加入 DSM 标准，这些孩子社交笨拙，但没有语言发育迟缓的表现。在最新的 2013 年出版的 *DSM-5* 中，阿斯伯格综合征和待分类的广泛性发育障碍（PDD-NOS）被移除。这些类型目前都归类于一个更广泛的"孤独症谱系障碍"（Autism Spectrum Disorder，ASD）名称下。被确诊为孤独症谱系障碍不需要语言发育迟缓这个条件。这一条件的移除导致 *DSM-5* 比 *DSM-4* 的标准更加模糊。一些科学家不认为语言发育迟缓是孤独症的核心特征，因为它和语言异常有太多不同的表现形式。

---

① 译注：《孤独症大脑：对孤独症谱系的思考》中文版 2016 年由华夏出版社出版。

在 *DSM-5* 中，孤独症谱系障碍的诊断标准是典型特征必须在幼儿时期表现出来，但没有明确的年龄界限。*DSM-5* 把孤独症谱系障碍特征分为两个主要维度：社会性和行为特征。社会性异常是核心特征，如社会互动缺陷、社会交流缺陷、发展和维持友谊的缺陷等。此外，被确诊为孤独症的孩子必须至少具有 4 种典型异常行为中的 2 种：重复刻板行为、恪守严格的日程计划、固定兴趣和感觉问题。研究表明，原来被确诊为阿斯伯格综合征或 PDD-NOS 的个体，91% 还可以被确诊为孤独症谱系障碍。*DSM-5* 标准还设立了新的社会交流障碍，也就是在孤独症谱系障碍中去除行为模式，只留下社交障碍部分。我认为这样说不通，社交障碍是孤独症的核心特征。但因为对社交障碍的研究还几乎空白，也很少有孩子获得这一诊断。

孤独症是一个广泛的谱系

孤独症谱系障碍诊断中最大的问题是，孤独症目前是一个广泛的谱系，包括不同程度的多种特征。在 2~5 岁的幼儿时期，很多专家认同合适的早期教育干预能够带来巨大进步。应用行为分析模式的语言训练和大量互动游戏让我在 5 岁时能顺利进入普通小学学前班。瑞贝卡等人（Rebecca Grzdzinski, Marisela Huerta, Catherine Lord）在 2013 年的文章中写道："从认知能力的角度来看，孤独症谱系障碍人士展现出广泛的能力范围，从严重的智力障碍（Intellectual Disability, ID）到智商超群。"

孤独症谱系障碍覆盖了从硅谷的计算机科学家到终身无法独立生活的群体，谱系中的严重孤独症人士无法独自去商店购物或去体育馆看比赛。当具有广泛能力差异的个体被聚集到同一个诊断下，特教老师很难在不同能力个体中安排教育计划。经常会有一个高功能孩子被安置到有更多严重障碍孩子的班级的情况发生，那么这个孩子不会获得应有的发展。

一些医生转而使用世界卫生组织的 *ICD-10* 诊断标准，*ICD-10* 中依然存在阿斯伯格综合征的诊断。

在这本书交付出版的时候，*ICD-11* 的最终草案也发布了。阿斯伯格综合征被移除，孤独症谱系障碍被分为 6 种亚型。我喜欢 *ICD-11* 标准的简单清晰，并且重点强调了是否存在智力障碍。如果训练有成效，儿童或成人就可以改到另外一个亚型。下面是我对 *ICD-11* 的摘要。读者感兴趣的话，可以在网上阅读到全文。

孤独症的简短定义：

- 在启动和维持社交关系方面存在持续缺陷。
- 局限的、重复的和不灵活的行为模式和兴趣模式。

6 种亚型：

孤独症谱系障碍不伴智力发育障碍，伴轻度或不伴功能性语言受损

孤独症谱系障碍伴智力发育障碍，伴轻度或不伴功能性语言损害

孤独症谱系障碍不伴智力发育障碍，伴功能性语言损害

孤独症谱系障碍伴智力发育障碍，伴功能性语言损害

孤独症谱系障碍不伴智力发育障碍，伴功能性语言缺失

孤独症谱系障碍伴智力发育障碍，伴功能性语言缺失

不要被标签束缚

每个诊断标签发布的背后都有一个专家委员会，并有相应的出版物做详细的解释。但是，不同的委员会之间很少交流，他们都局限于自己的小圈子。我观察到每种诊断的解释都是仅仅关于那种诊断标签是如何产生的，而不涉及其他标签。这就导致在特殊教育体系中有 4 种诊断标签经常被混淆：孤独症谱系障碍（ASD）、感觉加工障碍（Sensory Processing Disorder, SPD）、注意缺陷多动障碍（Attention-Deficit and Hyperactivity Disorder，ADHD）和超常（Gifted）。*DSM-5* 和 *ICD-11* 标准都允许双重诊断，比如，同时被确诊为 ASD 和 ADHD。

事实上，有三项研究表明在 ASD 和 ADHD 中有基因重叠。这类孩子有可能在某项学业上表现出天赋而在另一项学业上存在障碍。有时候，一个孩子符合超常的标准但同时持有 ASD 或 ADHD 或 SPD 的诊断。被特殊教育体系贴上不同标签的孩子通常会有不同的发展结果。我的观察是，去参加孤独症会议的孩子中大约有一半在某项学业上有特

长，如数学、阅读或艺术。在下面的文章中，我会讨论如何发展他们的特长。而当我参加超常教育会议的时候，我看到了类似的孩子，他们被给予更为正面的标签，并被鼓励未来从事科学或艺术事业。我想明确一点：怪才、书呆子、轻微的孤独症谱系障碍可能是一回事。在社交方面笨拙，只是人类多样性的一个方面。一项有趣的新研究显示，孤独症可能是人类演化过程中，大脑进化的代价。让大脑增大的基因组和导致孤独症的基因组相同。还有研究显示，普通人群中也普遍存在一部分孤独症特征。

我经常在高科技公司做演讲，我的听众有一半看上去有轻微的孤独症谱系障碍。一所高科技公司的管理人员告诉我，他认为公司里有很多员工有阿斯伯格综合征或轻微孤独症，但他们不谈论这个。有成功技术职业的人不喜欢被贴上阿斯伯格综合征或孤独症谱系障碍这些标签，因为这些标签定义了一个人是受损的。他们回避标签。最近我看到一篇报道，一个严重语言发育迟缓的孤独症年轻人，在他父亲的物理实验室实习，20 岁之前就发表了几篇科学论文。作为孤独症谱系的一员，如果他成长在不同的环境中，就有可能经历不同的教育。

学校和医疗服务需要标签

学校和医疗保险公司需要根据诊断标签来提供服务，但我看到太多聪明的孩子被固化在孤独症谱系障碍的标签里。我想，如果他们是被固化成在艺术、写作、科学或其他领域有特长，就会更有利于他们的健康发展。有太多的孩子成了标签的俘虏。当我还是学生的时候，学校里有很多社交笨拙、书呆子型的孩子。DSM-4 标准会把他们诊断为阿斯伯格综合征，因为他们没有语言发育迟缓。现在，我的那些同学会被确诊为孤独症谱系障碍。

5 岁以前，高功能孤独症和严重的孤独症儿童都会表现出无语言或口语发育迟缓。当他们长大一些，他们基本上会分化成两个不同的群体，需要截然不同的服务。但这两种不同的群体都具有 DSM-5 标准下的孤独症谱系障碍的诊断，在一个运作不良的服务体系中，他们有可能被给予相同的服务。低功能群体会持续拥有严重的生活障碍，无口语或只有部分口语；而高功能群体的语言发展迅速，他们如果能够获得合适的干预训练，那么将有能力独立生活，甚至成功就业。高功能群体通常能够完成普通或高于一般水平的学业，至少在某个领域，如数学或阅读。

还有第三个群体，他们无口语，行为表现看上去是低功能的，如这本书里会提到的蒂托·穆霍帕德耶（Tito Mukhopadhyay）和东田直树，但他们会独立打字、写文章。他们的思维被锁在受损的身体中。无论是从教育还是功能的角度来看，孤独症谱系障碍在这三个不同群体的儿童和成年人中，都有着不同的意义。这也许能说明为什么孤独症社区中经常产生激烈的辩论和不同观点。

我还注意到一些孩子应当获得孤独症谱系障碍的诊断，但却被确诊为破坏性情绪失调症（Disruptive Mood Dysregulation Disorder, DMDD）或对立违抗障碍（Oppositional Defiant Disorder, ODD）。破坏性情绪失调症通常用来诊断频繁情绪失控的 6 岁以上儿童。对立违抗障碍可以用来诊断任何年龄的儿童，其主要特征是主动挑衅、有报复行为和持续的愤怒。针对这些儿童需要设定严格的行为边界，并让他们做出选择。例如，是吃饭前写作业还是吃饭后写作业。这类选择可以防止那些习惯于对立违抗的儿童说"不"。

总之，父母和老师必须摆脱标签的束缚。依据 DSM 标准的诊断标签并不准确，他们只是行为模式。而我们的社会体系需要一个标签来提供服务，但要记住，在提供特定服务的时候，我们面向的是具体的人：这个孩子需要阅读辅助，那个大一点的孩子需要社交技能训练，那个 3 岁的无口语幼儿需要密集的早期教育干预计划。

经济实用的训练计划

（选自 2005 年 9—10 月刊）

在 20 世纪 50 年代早期，我很幸运地得到了具备先进理念的早期干预和教育服务。虽然在那个年代，社会普遍缺乏孤独症的知识，不知道怎么去治疗（那个时代的常规做法是将孤独症人群收入精神病养护机构）。我的妈妈在我 3 岁的时候就把我送入一所优秀的言语治疗幼儿园，而且我的保姆每周花大量时间和我做互动游戏及结构化的有趣活动。另外，我家里的行为规则是被严格制定的，社交行为和社交经验是被强化的。幸运的是，我父母有足够的经济能力来担负这些能够帮助我发展的项目，而且设立了运作良好的基金，以备我长大后自己使用。在抵消了通货膨胀的因素后，相比现在的常规早期干预项目，我当年训练计划的支出处于中等水平，当然，我们发现目前市场上有一些特别昂贵的治疗项目。

经济不宽裕的家庭能给孤独症孩子提供良好的干预项目吗？我认为答案是肯定的，这只需要父母多一些思考和计划。我和很多这样的父母交流过，他们自己看书学习，列出可能得到的志愿者名单，就成功开始了家庭的早期干预项目。此外，父母的自我激励及对孩子抱有希望的信心，与对孩子的帮助和合适的干预计划同等重要。父母最不应当做的是不管不问，放任孩子整天看电视或完全沉浸在与外界隔绝的状态下。幼儿时期宝贵的干预时间如果白白浪费掉，就再也回不来了。

大量科学研究和实际经验都表明，由有经验的老师或家长对孤独症儿童进行的每周超过 20 小时的一对一互动干预，能够在激发语言、促进语言进步、改善行为模式等方面起到积极作用。很多公立学校仅仅提供每周一两个小时的言语治疗（Speech Therapy, ST）、作业治疗（Occupational Therapy, OT）或行为治疗，这离真正起效果的强度还远远不够，但我们也可以利用这种服务，让课外带孩子训练的老师得到培训机会。而这时父母的角色就特别重要，他们要带动起自己的训练团队，并且提供辅助资料。

我建议在这种情况下，父母要把学校请的治疗师当作指导老师，跟他们学习自己孩子的孤独症特点，学习在家里怎么对孩子进行有效的强化训练，并且安排前来帮助孩子训练的其他家庭成员或者志愿者（例如，主动要求来照顾4岁孩子的祖母），让他们每周也去学校，观摩治疗师训练孩子的过程，最好还能请治疗师给家人安排每周的训练作业。直接观看专业人员操作比自己看书学习能够得到更有价值的直观信息。另外，父母还可以付钱让治疗师在课外到家里来观察家人的干预过程，每次一两个小时。有些时候，只有专业人员才能看出针对教育者的那些微小变化，并能带来完全不同的效果。和治疗师的每周见面时间也是讨论孩子训练进程的最好时机，大家对下周计划目标做全面审查，这样能够把团队的每个人都保留在正确轨道上。

除了家人，在当地教会和社区里，我们往往还可以找到愿意帮助孩子的志愿者，附近的高中和大学也有学生组织愿意提供帮助。在寻找帮助孩子的志愿者的时候，我们要注意首先明确他们愿意做的事情。例如，祖母可能更愿意和孩子自由玩耍，或者提供简单的结构化和重复练习，因为这是大多数人都擅长的任务。祖母可能对于治疗师安排的每天必须要做的针对孤独症孩子设计的行为训练项目感到力不从心，因为大多数人不了解过于专业的训练细节，他们认为只有大学水平的专业人士才能掌握相关技术。所以，家长要给志愿者提供最基本的孤独症教育和训练，努力激发他们控制任务的能力。社会上其实有很多人都乐意帮助他人，只要我们主动给他们提供培训内容，他们就可以更好地投入工作。

我注意到某些老师和治疗师同孤独症孩子在一起工作时的表现很熟练，而另一些就不行。家长不能被动等待学校安排，要主动去寻找周围合格的老师。无论是专业的还是业余的，这些老师知道怎么温柔地坚持，同时能保持孩子的学习动力，在互动中以孩子为中心，用孩子能学会的方法教给孩子技能，而不是让孩子来适应自己。这样的老师能够激发孩子的自然互动。这是一切有效教育孤独症孩子的基础，值得父母花费最大精力去做。

针对孩子的特长，符合孩子思维特征的训练策略，是最有效的。

不同类型的思维方式

（选自 2005 年 11—12 月刊）

最近针对大脑的研究，特别是对孤独症谱系障碍人群大脑的研究，揭示了思维和情感的生理基础，让我们更好地了解大脑神经回路的形成，以及生理对行为的影响。

在我小时候，我认为所有人都是用同样的方式看待世界的，也就是说，每个人都是像我一样，用图像来思考。在我刚开始工作的时候，我和一位工程师产生过激烈的争论，他设计了一个肉类打包机，在我看来有明显的错误，我说他怎么这么笨。我的视觉思维能力让我拥有把图纸上的机器在大脑里试运转起来的能力，就像在计算机上进行虚拟运行，可以在机器真正制造出来之前就发现问题。现在我终于明白了，那位工程师不是笨，而是缺乏视觉思维能力。很多年之后我才搞明白，原来大多数人没有这个能力，视觉化思维对他们来说根本不存在。

另外，几乎所有的孤独症和阿斯伯格综合征人士都关注细节，不过针对的方向不同。通过询问孤独症谱系内和谱系外的一些人，我了解到大致有 3 种不同的特殊思维方式。但是，我们判断一个 3 岁的孩子属于哪种思维方式基本不可能，通常孩子要到 7~9 岁，我们才能看出他的主要思维类型。

- 视觉思维模式（用现实般逼真的图像思考，像我这样）。
- 音乐和数学思维模式（视觉空间）。
- 语言思维模式（非视觉思维）。

因为孤独症的多样化，思维方式也有混合表现。比如，一个孩子可能具有强大的音乐和数学思维能力，同时也具有视觉思维能力；一个语言思考者同时具有良好的数学或外语技巧。在教育孤独症孩子的过程中，深入了解他们的思维模式是非常重要的。针对孩子的特长，符合孩子思维特征的训练策略才是最有效的。孩子在 5~8 岁的时候，思维模式开始展现出来，而在 5 岁以前，我们很难明确孩子的特长在哪里，除非他很早就展露出某方面的天赋。选择合适的大学专业，也反映出学生的认知特征。比如，工程专业适合视觉和空间思考者，艺术和心理学专业适合具象视觉思考者，其中心理学专业还需要学生具有较强的语言思考能力。

视觉思考者

这类孩子通常喜欢画画和搭积木，如玩乐高积木。他们的绘画作品通常很美。他们容易着迷于具体且需要动手的学习项目，而学习抽象的数学概念，如加减运算，他们则需要通过具体可触摸的物体来进行。对这些孩子，我们需要鼓励他们的绘画和艺术才能，如果一个孩子只画一种东西，如飞机，我们就需要鼓励他画出其他相关的物体，如飞机跑道、飞机库、去机场的汽车，等等。拓展孩子的优势能力可以使他们在思维方式上更加灵活。要记住，这类孩子的自然语言是图像，他们对语言的回应可能会比较慢，因为对他们来说，声音语言需要先转化为图像才能被加工，然后再把加工结果转化成语言来回答。视觉思考者通常不擅长代数，因为过于抽象，不过很多人感觉几何和三角学容易学。他们比较适合从事的职业有：艺术家、图像设计师、摄影师或工程师。像我这样的视觉思考者还有一个擅长的职业领域是技术工人。他们在职业学校学习阅读图纸和操作，成为水暖工、电工、机械师和电焊工。不幸的是因为大量制造业外移，美国对技术工人的需求在减少，一些学校也不再提供这类职业培训，但其中有不少岗位不容易被人工智能和机器人替代，是很好的职业方向。

音乐和数学思考者

结构占据了这类孩子的主导思维，而不是图像。无论是音乐还是数学都是结构的世界。这类孩子普遍具有很强的整合能力，他们喜欢寻找数字和音符之间的联系。一些孩子具有天才般的计算能力，或者听过一次旋律之后就能演奏。音乐天分通常不需要经过正规训练就能展现出来，很多孩子自己就能学会演奏键盘乐器和其他乐器。当他们长大以后，结构思考者通常擅长计算机编程、工程或者音乐。一些孩子在数学方面的能力可以远远超过同龄人，我们要根据他们的能力安排课程，不过他们往往在阅读方面落后，需要制订特殊教育计划。有数学天赋的孩子会觉得跟班上课很无聊。他们应当被允许升班或尽早接触计算机编程。我们可以让这样的孩子自学代数和几何教材，确认他们是否存在数学天赋。

语言思考者

这些孩子喜欢表格和数字，通常喜欢记忆公共汽车时刻表和历史事件。他们的兴趣集中在历史、地理、天气或者体育比赛数据。他们不会用图像思考。父母和老师可以利用他们的兴趣和才能来激励他们学习不感兴趣的功课。一些语言思考者具有学习多种外语的天分。我知道这类人有一些在销售、舞台表演、会计、技术写作或药理学方面获得了成功。要想在这些领域获得成功，他们需要具备让人佩服的强大的记忆力。

孤独症谱系障碍人士的思维模式与普通人有着明显的差异。正因为如此，我们往往过于关注他们不能做什么，而不是考虑给他们提供机会来发展他们独特的、具有创造性的、新颖的思维方式。一项有趣的新研究显示，很多孤独症谱系障碍学生选择了理工科专业（Science, Technology, Engineering, and Mathematics，STEM），比如计算机科学或工程。当缺陷和挑战并存，如果父母和老师能够致力于发挥孩子的特长，根据他们独特的思维方式进行教育，那么他们应当能发展得更好。

期望更高，结果更好

（选自 2007 年 3—4 月刊）

孤独症谱系障碍孩子和其他孩子不同的地方是，他们不能通过倾听和观察他人来学习。一般孩子通过潜移默化就能学会的那些东西，他们需要通过专门的课程来学习。一个好的老师会根据"温柔地坚持"的原则，让孤独症孩子获得进步。老师还需要注意不要让学习环境导致孩子受到的感觉刺激过大，同时要主动介入到孩子寂静逃避或自我刺激的世界中，把他们带入学习状态。

等孩子大一些，他们就需要接触大量不同的事物，从生活中的不同方面接受刺激以保证持续学习。他们也需要学习适当的社交行为。我想起小时候，我妈妈曾经强迫我做一些我不喜欢的事情，但后来我感觉这些活动的确是有益的，它们提供给我练习社交能力的机会，和陌生人交谈，培养自信心，学习讨论如何应对非预期的变化，而这些活动都不会带来感觉过敏的问题。虽然妈妈会强迫我去做一些事情，但她也明白不能让我陷入会给我的感觉带来痛苦刺激的环境。

5 岁的时候，我每周日需要打扮起来去参加教会活动，并且在自己家或祖母家的正式晚餐上做小淑女。如果我做不到，后果就是我会失去我喜欢的一项权利（如看电视）。幸运的是，教堂里有我喜欢的一架漂亮的老式风琴。大部分的宗教仪式都让我感觉无聊，但那架风琴能让我熬过那段时间。如果是现代的教堂，加上嘈杂放大的音乐，我们这些人可能就会觉得过于刺激。

上小学的时候，妈妈让我和她一起主持聚会。我必须向每位客人问好，给他们端上点心。这些活动教给我重要的社交技巧，能参加成年人的聚会也让我感到自豪。我有大量的机会可以接触到不同的人，这也增加了我练习交流的机会。

当我拒绝学习骑自行车的时候，我被妈妈命令必须学会。她总是在不断测试我的能力极限，看看能推我到多远。在我失去了一次骑车去可口可乐工厂参观的机会后，我终于开始有动力学骑车了。

我十几岁的时候，有机会去姨妈安（Ann）在亚利桑那州（Arizona）的农场度假，但我一直不停地担心、害怕，不敢去，而妈妈让我必须去，她告诉我，两个星期之后我就可以回家。到了那里，我喜欢上了那个地方，结果在那里待了整整一夏天，安姨妈也成为我一生中很重要的人生导师。如果我一直待在家里，我可能就永远不会有机会开始我畜牧业设备设计的职业生涯。

面对新鲜事物，我总是需要一定的外界压力来迫使我开始尝试。我一直擅长手工制作，但是很害怕去木材厂买木头。妈妈逼着我去做，她从来不把孤独症作为我不能做什么事的借口，特别是如果她认为那件事对我有益。那次出门我是哭着回来的，但我还是把木头带回来了，之后我去木材厂的过程就变得容易多了。在我刚开始工作的时候，老板让我给所有畜牧杂志打电话，让他们刊登文章。一开始我很紧张，但我后来发现，我很擅长在国家畜牧杂志上发表文章。以上所有例子都表明，无论我妈妈还是我老板，在我恐惧的时候，都推动我向前，而我从中学到的东西很多，特别是关于自己潜力的评价。

当我刚创办自己的设计公司时，因为一个客户不是百分百满意，我差点全部放弃。我的非黑即白的思维方式让我认为，必须让客户百分百满意。幸运的是，我的好朋友兼合作人吉姆·尤尔（Jim Uhl）坚持不让我放弃。他积极推动并告诉我应当继续完成下一张图纸。当我画完之后，他给予大力赞扬。现在我明白了，让任何人百分百满意都是不可能的。如果我妈妈和我的职业伙伴不坚持推着我做事，我的生活和工作就不会像现在这样顺利。我妈妈从不让我只待在家里，从不把孤独症作为我不能做事的借口。我的生意伙伴总是站在我身后，让我不停地去做。这些"贵人"们，作为我成长过程中的"特教老师"，和我3岁时遇到的温柔坚持的那些孤独症老师一样好。总之，这说明一个问题，孤独症谱系障碍人士可以学习，也可以成功，只要他们周围的人相信他们的能力，并对他们抱有较高的期望。

父母和老师需要拉着孤独症谱系障碍人士前行，把他们拉出舒适圈，使他们获得机会去发展，但不要给他们太突然的变化，因为突然的变化会让他们感到恐惧。我看到太多孤独症谱系障碍人士没有学会基本的生活技能，如购物和握手。在会议中，我看到很多父母依然代替他们的孩子发言，而那些孩子完全有能力自己发言。大量的孩子被过度保护了。在会议上，我曾经鼓励一个孤独症孩子在众人面前提问，我很高兴她做到了。当这个孩子成功完成的时候，全场观众为她鼓掌。

轮流等待教育

（选自 2014 年 6—7 月刊）

我参观了澳大利亚的一所学校，那里用一种新方法来教育学生如何轮流等待。AEIOU 基金的教育总监戴安娜·希尼（Diane Heaney）向我说明了这种新的早期教育训练方法。在设计训练计划的时候，她提出的问题是："儿童在进入普通小学一年级之前，最重要的能力是什么？"他们应当有能力说话，能安静坐好，能轮流等待，有良好的餐桌礼仪，能独立上厕所和介入社交活动。

她的教育计划针对 2~3 岁的幼儿，这些孩子都无口语或有明显的语言发育迟缓。在 3 年的教育训练结束之后，大约 75% 的儿童具备足够的能力进入普通小学。其中一些需要辅助人员或其他支持。她的学校是全天制，老师和学生的比例是 1∶2。

学生刚入学的时候，老师用标准的 ABA 方法来训练学生的语言。学生的语言能力有所提高后，老师从一对一的 ABA 训练转为培养学生轮流等待能力的活动。

教授轮流等待有三种方法：玩传统的棋牌游戏、在大触摸屏上玩教育类的视频游戏和一起玩平板电脑。

我喜欢他们在大触摸屏上玩视频游戏的方式。他们用的是"好奇的乔治"数数游戏，每个回合都是独立的，不依赖于上个孩子的答案。因为这个游戏被放在大屏幕上，当轮到一个孩子回答时，其他孩子都需要安静地坐好观看。大触摸屏就好像大号的平板电脑，可以方便更多孩子学习轮流等待。这一活动充分达到了教育目的。而且观看大屏幕上的游戏也防止了孩子们为争抢平板电脑而打起来。

以下是老师们的教学流程。

第一步：每个孩子都独自玩一遍游戏，大家都被激发出兴趣。

第二步：两个孩子一起轮流玩。轮到一个孩子的时候，他可以走近大屏幕，玩一个回合，等待的孩子必须安静地在椅子上坐好。

第三步：当两个孩子玩熟练了以后，加入第三个孩子。

第四步：当三个孩子玩熟练了以后，加入第四个孩子。

如果教室没有大触摸屏，那么老师可以把平板电脑放在孩子们面前的桌子上。轮到某个孩子的时候，他就站起来操作一个回合，然后回去坐好。期间要保证所有孩子都能看到平板电脑上的显示，而且平板电脑最好固定在架子上，孩子不能移动，也不能拿走。这些纪律是为了教育孩子们自律，做得好就可以有奖励。为了让等待的孩子们不至于感到无聊，用投影仪把平板电脑的图像放大到墙上也是个好办法。

在玩传统棋牌游戏的过程中，孩子们也可以学习轮流等待。轮流玩智能手机和平板电脑上的游戏也是一种方法。不过让孩子们分享平板电脑可能会很难，利用大触摸屏玩游戏更适合多人活动。

要记住，任何 5 岁以下的孩子，在学校接触电子设备的时候，都需要有老师指导，要避免孩子单独玩电子游戏的情况。如果我们要给某个孩子引入电子设备，那么这个孩子必须和其他孩子或者成年人互动。

什么学校最适合孤独症儿童？

（选自 2012 年 4—5 月刊）

经常有家长问我，什么学校最适合孤独症谱系障碍儿童？以我的观察来看，孩子在学校能否获得成功很大程度上取决于学校的工作人员，至于学校是公立还是私立并不重要，直接负责你孩子的那位老师最重要。在学前班和小学，孤独症孩子能够在普通学校的环境中接触同龄孩子，学到合适的社交行为是相当重要的。

在孤独症和其他障碍的孩子中，有相当多的孩子在当地公立学校体系中表现良好，融合进了普通班级。成功融合的孩子有语言水平突出的，也有无语言的。也有一些学校基于各种原因融合教育运作得不好。

有一些家长选择让孩子在家读书，网络上有大量在家读书的资源，如可汗学院（Khan Academy: www.khanacademy.org），包括很多数学和科学方面的免费课程。还有一些家长为孩子选择了特殊学校。

孤独症谱系障碍特殊学校

2012—2013 年，我参观了为孤独症谱系障碍学生设立的小学和高中。过去几年内，大量新的特殊学校建了起来。它们大体上分成两类。一类是为高功能孤独症谱系障碍孩子设立的，他们语言能力良好，被确诊为孤独症、阿斯伯格综合征、注意缺陷多动障碍、阅读障碍或其他学习障碍。这些孩子选择特殊学校的主要原因是避开大型学校里的欺凌，或者避免在人群中感觉迷茫。另一类是为低功能谱系障碍孩子设计的，他们无口语并有严重的行为问题。

我参观了几所四天制的高功能特殊学校。这里的孩子有孤独症或其他障碍，他们被认为不适合普通学校的融合教育。离开普通学校的主要原因是被欺凌。很多孤独症谱系障碍孩子的暴力行为在离开被欺凌的环境后消失了。这些学校不接受触犯法律的学生。这里的大部分学生有良好的语言能力，没有严重的行为问题，如自伤。这些孩子就像我小时候一样。每所特殊学校招收 30~150 名学生。保持较小的学校规模是这些孤独症谱系障碍特殊学校成功的要素之一。

为孤独症谱系障碍学生设计的教室

在这些特殊学校中，我观察到有两种教室。一种就像我当年上小学时候的传统教室，一个班有 12 个学生，老师在前面讲课，每个孩子有 1 张课桌。保持小规模的课堂是必要的。这类学校里大约有 100 名学生，年级从学前班到高中。这里的学生都是社交笨拙、容易在普通学校受到欺凌的孩子。我演讲的时候，他们集中在体育馆，席地而坐，纪律非常好。

另一种教室的规模更小，老师和学生的比例是 1∶3 或 1∶4。不同年级的学生可以在同一教室上课，学习数学、科学或英文。每个学生的学习进度不同，老师轮流关注每个学生的学习进程。所有教室都非常安静，因为很多学生存在感觉问题。我很高兴看到，在大多数教室里孩子们都有动手实践的机会。

每个孩子都有差异，适合一个孩子的个别化教育计划（Individualized Education Program, IEP）不一定适合另一个孩子。每所学校也不一样，不同的城市，不同的区域，都有差异。家长是最了解自己孩子的。在选择上什么学校的时候，家长要充分考虑孩子的特长和困难，找到最合适的教育体系。最重要的是，学校的教职员工应都受过专业训练，他们的教育计划最符合你孩子的需要。

第二章　教学与教育

Chapter 2 Teaching and Education

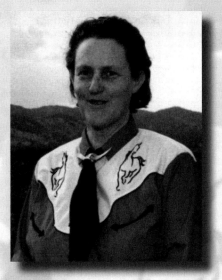

Photo©Rosalie Winard

　　优秀的教师明白，要让孩子学习，教学方法就必须适应孩子的学习方式。

每个有孤独症谱系障碍的孩子都有自己的个性，有独特的优势和困难。和其他孩子一样，他们有的内向，有的外向；有的性格阳光，有的性格古怪；有的喜欢音乐，有的喜欢数学。父母和教师往往会忘掉这些，把孩子的每个行为都当作孤独症或阿斯伯格综合征的特征，从而认为需要分析并处理掉。在我看来，教育孤独症孩子的目的不是把他们变成和普通孩子一模一样。你可以仔细想想，普通人也不是所有的特征都值得被学习。更有意义的做法是，教给孤独症孩子在社会上生存所需要的学习能力和人际交往能力，同时让他们把自己的天赋发挥到最好。

孤独症不是对孩子和家庭的死刑宣判，它带来了巨大的挑战，但也给孩子带来了可能的天分和独特能力的种子。父母和教师的责任是找到这些种子，给予营养，让它们成长。无论对普通孩子，还是对孤独症谱系障碍孩子，这都是教育的真正目的。

孤独症谱系障碍人士的独特思维模式，使得父母和教师需要从一个新的角度，即符合孤独症思维方式的角度来考虑问题。我们如果期望孤独症孩子能够和其他孩子一样，用常规的教育计划和教学方法就能让他们开始学习，那么，从一开始就会犯错误。这就好像把一个婴儿放到成人的座椅上，希望他的脚能触到地面。这听上去不是很蠢吗？但是，很奇怪的是，这就是现在大量的学校和教师对孤独症谱系障碍孩子正在做的。优秀的教师明白，要让孩子学习，教学方法就必须适应孩子的学习方式。而面对孤独症学生，特别是阿斯伯格综合征学生，仅仅符合孩子的学习方式还不够。

教师必须一直保持这样的认识，即他们并没有发展出一个完整的社会性思维框架，而这导致成人难以理解孤独症谱系障碍孩子，不能预见他们的下一步行动，而且无法与他们沟通。我们的公立教育体系建立在一个假设上，就是每个孩子进入学校的时候，已经具备基本的社交能力。而孤独症孩子在社会思维上面临天生的困难，进入学校的时候远远落后于同龄人的水平。教师如果不能认清这点，仅利用常规的教学计划，不调整符合孩子社会思维和社会能力的教育内容的话，那么将更加限制孤独症谱系障碍孩子学习和成长的机会。

是否需要和主流群体融合？

在 5 岁的时候，我进入一个接收普通孩子的小学。用今天的术语来说，就是融入了主流。我的确融入了，因为那个年代课堂的安排符合我的需要。那是一种老式的高度结构化的课堂，只有 12 名学生。学生必须遵守严格的纪律规定，强调一致性，如果违反规定就会受到惩罚。课堂环境安静而可控，没有大量的感觉刺激。在这样的环境中，我不需要辅助。而现在学校的学习环境和当时大不相同，现在的教室通常有 30 名学生，1 名教师，学校范围大，教室规则少。如果没有一对一的辅助，我在现在的学校中肯定无法生存。

对学龄孤独症谱系障碍儿童来说，是否需要融入主流涉及很多因素。在与父母和教师的大量讨论中，我认为父母的最终决定依赖于对具体学校和具体教师的情况分析。在理想的条件下，融入主流的确是一个有意义的目标，比如，所有外界条件都符合孤独症谱系障碍孩子的需要，那么，融入主流就会是一个积极的体验。但是，现实往往没有那么理想，过大的课堂，缺乏有经验的教师，受为个体修订的教育计划及经费限制而无法进行一对一的辅助，这样的环境给孤独症谱系障碍孩子带来的往往是痛苦的经历。

对于高功能的孤独症小学生，我通常会支持融合教育，因为这些孩子需要向其他孩子学习社交技巧。孩子即便在家上学或者去特殊教育学校学习，也需要获得和同龄人互动的机会。对于无口语的孤独症孩子，在某些条件下可以融合，这依赖于学校对待孤独症谱系障碍孩子的经验。对于无口语和有认知障碍的孤独症孩子，特别是有严重问题行为的孩子，特殊教育学校可能是更好的选择。

父母们经常问我，他们的孩子是否应当换个学校。我会先问他们："你的孩子在这个学校有没有进步？"如果他们说有，那我通常会建议他们的孩子留在这个学校，然后考虑是否需要增加其他辅助服务和干预项目。比如，一个孩子在体育课上能够得到更多关注，或者通过改变环境改善了感觉问题，或者课外增加了几个小时应用行为分析和社交训练之后就能得到进步。但是如果孩子完全没有进步，学校的态度也不支持其他干预项目来配合孩子独特的学习方式，而父母一直在费力要求的最基本的服务又得不到，那么，换个学校就是应该的。当然，换学校需要花费父母大量的时间和精力，但对父母来说，孩子的最终目标更重要，这个目标就是在一个能够提供最大支持的环境中，孩子能够获得更多的机会去学习和掌握需要的能力。

如果家长不断地在和学校系统做斗争，无论是个别化教育计划会议还是其他过程，那在一个不愿意真正帮助孩子的环境中，这些就都是浪费时间。不幸的是，我们看到在美国的每个角落都有这样的场景。家长的宝贵时间应当花在能给予孩子有意义的帮助中，而不是浪费在不尊重家长和孩子的学区上，有些家长花了不仅仅是几个月，而是几年时间去斗争。但孩子和孩子的需要，才是他们最需要关注的。如果学校不以孩子的需要为本，家长应当考虑其他选择。

我重复一下前面的观点：我们的确特别依赖为孩子服务的具体人员。有这样一个例子：一个三年级的孩子在一所名声不错的好学校，但是里面的一些老师不喜欢他，既不努力去理解他的学习方式，也不能调整教学计划来满足他的要求，导致这个孩子不想去上学。我建议家长换一所学校，结果孩子在新学校适应得很好。在与家长和教师的交流中，我也观察到，小学是私立的还是公立的通常不是问题所在，更关键的因素是当地的条件，学校对于特殊儿童的态度和教学理念，老师理解孤独症谱系障碍的程度和他们与孤独症谱系障碍儿童相处的经验，以及学校管理层对于教育孤独症谱系障碍儿童的支持态度。在做选择的时候，家长要根据每个具体情况来决定。

父母的愧疚旅程

不幸的是，在今天的社会状况下，一些个人和公司打着特殊教育的名义，出售五花八门的干预服务，或者销售商业化的产品给孤独症谱系障碍群体，并试图引起父母的愧疚心理。每一位家长都希望给自己的孩子最好的未来。对刚确诊为孤独症的孩子家长来说，他们最容易受到欺骗和伤害。这些人往往利用家长的感情来做推销，暗示家长如果不试用他们的服务或购买他们的产品就不是好的父母，如果不考虑他们提供的东西，就说明家长没有尽一切可能的力量来帮助孩子。一些人甚至说如果不用他们的产品，孩子就会永远陷入厄运。一位家长告诉我，他们已经准备变卖房产来支付让 4 岁的孩子去另一个州上特殊教育学校的花费。我问那位父亲，孩子在当地公立学校系统是否能够获得进步。他说，有进步，但是那个特殊教育学校的工作人员告诉他们，孩子在那里会获得更惊人的进步。我告诉他，环境的剧烈变化会给孩子带来直接的负面影响，如果把孩子从熟悉的环境带到另一个州的学校，孩子的状态很可能会恶化，而不是变好。通过和我讨论，这对父母决定把孩子留在当地公立学校系统，此外再增加一对一的训练项目。

在本章收录的这些文章中，我将进一步分析孤独症谱系障碍儿童不同的思维模式和学习模式，以及什么样的教学经验能够帮助孩子成功。在这章的内容中，我认为特别重要的是，如何培养孩子的特长；如何利用孩子的兴趣作为完成学校功课的动力；教会孩子解决问题的方法和正确的思考模式。这不仅仅是针对孩子有限的学业，还是针对他们一生的有益安排。

学习机会

20 世纪 50 年代，当我还是个孩子的时候，所有孩子都必须学习行为规范和社交技能，那时的教育手法更结构化、更系统。这对我很有帮助，对我那些在孤独症谱系障碍边缘的同龄人也有帮助。我读大学时的几个朋友在现在肯定会被确诊为孤独症。他们和我在同样的环境下长大，都有很好的工作。

20 世纪 50 年代的父母们经常会抓住各种学习机会来教孩子行为规范。日常生活中有大量的学习机会。很多父母和老师在孩子做错事的时候，都有一个错误的反应：大叫"不行"，而更好的方式是及时给予指导。例如，如果孩子用手去抓土豆泥，父母和老师应当告诉他要用勺子。小时候，如果我忘了说"请"或"谢谢"，妈妈就会提醒我说"你忘了说……"然后等待我的反应。如果我在商店乱拿东西，妈妈就会说："放回去，你只能拿你要买的东西。"日常生活的每时每刻都有教孩子行为规范的机会。

孤独症谱系障碍中的大部分人拥有能够培养成职业技能的特长。

发现孩子的特长

（选自 2009 年 9—10 月刊）

在《孤独症与阿斯伯格综合征文摘》2005 年的杂志专栏中，我讨论了高功能孤独症和阿斯伯格综合征人士三种不同的特殊思维方式。孤独症谱系障碍孩子通常具有独特的优势和不足，很多父母和教师问我："你怎么辨别孩子的特长？"我认为，孩子的特长通常要到进入小学的年龄才能显现出来。在 5 岁以下的孩子身上很难分辨出特长，而某些特长只有在主要的感觉问题和行为问题矫正之后才能展现出来。

在三种不同的思维模式中，第一类是视觉思考者，他们用现实般真实的图片思考，我就是这类人，我的大脑能像谷歌（Google）图片搜索功能一样运作。我上小学时，我的视觉思维能力突出表现在艺术和绘画课上。视觉思考的孩子通常在三四年级画的画就非常漂亮。在我的职业生涯中，我利用视觉思维特长设计畜牧业设备。视觉思考者通常适合图像艺术、工业设计或建筑设计方面的工作。

第二类是结构思考者，他们通常在数学和音乐方面有特长。他们能领会数字和声音之间的结构模式。在小学，这样的孩子会在乐器方面表现出突出的才能，或者在数学和音乐上表现良好，还有一些孩子在数学上有特长但是不通音乐。对于在数学方面有特长的孩子，我们要考虑让他们学习更高级的数学课程，如果让他们花过多时间在低级课程上，他们会感觉不耐烦。如果小学生可以学会高中数学，我们就应当鼓励他们去选课。无论是视觉思维者还是结构思维者，他们都有可能在玩积木和乐高玩具方面表现突出。适合结构思维者的职业是工程师、软件程序师或音乐方面的职业。不过结构思考者通常需要额外的阅读和写作辅导。

第三类是语言思考者，这类孩子往往是文字专家，他们对钟爱的事物有深入的了解。这类孩子很多都着迷于历史，在写作方面有特长。

语言思维不是视觉思维，所以他们往往对艺术、绘画和乐高、积木不感兴趣。语言思考者往往能够成为优秀的记者、言语治疗师，或者做一些需要专心记录事实的工作。

培养特长

很多教师关注孩子的不足，而忽略了培养孩子的特长，大量的视觉思考者和部分结构思考者不理解抽象的代数概念。我难以理解代数这门课，结果老师由此认为我也学不会几何和三角学，必须先补课。无穷无尽的代数补课浪费了我的时间，我完全无法理解抽象概念，因为不能转化为图像。当我在孤独症会议上提出这个问题的时候，我发现有很多孤独症谱系障碍孩子、成人和我一样代数不及格，但是我们能学会几何和三角学。我们应该进一步学习数学，因为代数对我们来说并不是学习几何和三角学的先决条件。

教育者需要理解这一群体的独特思维模式。应用于普通孩子的常规教学方法，对孤独症谱系障碍孩子来说可能就不行。我通过了大学数学课程，因为在20世纪60年代，有限数学课代替了代数课。我需要学习统计和矩阵，虽然这些也很难理解，但是在助教的一对一帮助下，我最终还是学会了。有限数学中有我能理解的图像模式，如果我必须去学习代数，我就无法通过大学数学必修课。我认为，孤独症谱系障碍学生应当可以跳过一些课程。有一位妈妈告诉我，她的儿子在大学物理课程里得到全优，但是不能拿到高中毕业证书，因为高中代数不及格。

很多学校取消了艺术、缝纫、乐队、汽车修理、焊接、音乐、戏剧和其他动手课程，我认为是非常错误的。在小学，如果没有艺术、缝纫和木工课，我就找不到去学校的意义。在这些课上，我能发挥特长，并且学到了未来从事畜牧业设备设计工作的基础能力。

最后，我认为只专注于改善高功能孤独症和阿斯伯格综合征孩子的弱点，对于他们将来面对真实的社会是远远不够的。孤独症谱系中的大量个体具有特长，我们可以将他们的这些特长培养并发展成为社会需要的职业技术。教师和父母要注意从小就培养孩子的特长，并一直持续到初中和高中阶段。这样，我们才能给他们的未来提供必要的机会、满意的职业和快乐的人生。

教师和父母需要帮助孤独症谱系障碍儿童和成人，把他们大脑里的细节碎片整合分类，形成概念，并提高他们的归纳和泛化能力。

教育如何归纳

（选自 2000 年 11—12 月刊）

很多孤独症谱系障碍儿童和成人不能把他们得到的事实信息整合起来，形成概念。而对我来说，利用我的视觉思维模式把分散的图片信息归类并形成概念和类型是有效的。我希望通过解释我的思维模式是怎样处理归纳的，来帮助父母和专家们去摸索教育不同思维类型的孤独症谱系障碍孩子形成概念和归纳信息的方法。

在很小的时候，我就知道狗和猫是不同的，因为狗比猫大。不过有一天我的邻居带来一只小猎狗，这时我原来那种根据尺寸大小而得出的分类概念就不适合了，因为那只小猎狗和猫一样大。我还记得当时我仔细观察了小猎狗和我家金毛犬之间的共同点，我发现所有的狗，无论大小，都有着相同样子的鼻子。因此，狗和猫可以通过每只狗都具有而猫没有的那些身体特征来区分。

给物体分类是能够被教会的。学前班的儿童通常要学习怎么把红色的或者方形的物体归类。亚利桑那大学的一位科学家艾琳·佩珀伯格（Irene Pepperberg）教会了她的鹦鹉根据颜色和形状归类物体。那只鹦鹉可以在一堆红球、蓝方块和红方块中挑出红方块，能理解物体的颜色、形状和尺寸。教育孤独症儿童和成人如何归纳并形成概念，可以首先从最简单的分类开始，如颜色和形状，然后帮助他们理解如何把记忆中的事实碎片归纳成不同类型。

如何教类似危险的概念

不少父母问我：“怎么教会孩子不要随便跑到马路上去？”或者“他知道在家门口不能跑到马路上去，但是怎么能让他在奶奶家也不跑呢？"第一种情况说明，孩子实际上对于"危险"的概念完全不理解；而第二种情况说明，孩子不能把家里学到的概念泛化到其他场合。

作为一个概念，"危险"对于用图像思考的人来说太抽象了。我一度不理解为什么被汽车撞是件危险的事情，直到有一天我看见马路上有一只被车轮压扁的松鼠，保姆告诉我那是松鼠过马路的时候被汽车撞死的，那和我看到的动画片完全不一样。我知道那只松鼠活不过来了，然后我才理解了被汽车撞的严重后果。

在松鼠事件之后，我怎样接受马路上所有的车都是危险的呢？这就像学习颜色和形状的概念一样，我需要认识到每条马路和每辆汽车都有同样的特点。在我很小的时候，安全的概念就已深深印入脑海。我有一本交通安全的童谣书，当我唱着"过马路要左右看，没有汽车才能行"的时候，为了加深我的印象，保姆会带着我和妹妹在周围到处走，在各种不同的街道上练习左看右看才能过马路。这和训练导盲犬的过程差不多。导盲犬需要被训练到能够记住各种交通路口的停止标记、各种路口和陌生的街道。在训练过程中，导盲犬被带到不同的道路上，利用视觉、听觉和嗅觉记忆不同的街道，从这些记忆中，它就能够泛化出识别陌生街道标志的能力。

无论是训练导盲犬识记道路还是帮助孤独症谱系障碍儿童理解"街道"的概念，我们都必须让它/他们亲自到不同的街道上去练习。孤独症谱系障碍人士的思维模式是从细节到整体，因此，为了学习"狗"或者"危险"的概念，我必须看大量具体的狗或者街道的图片和实物，才能最终得出一个概念。类似"街道"这样抽象的概念，如果没有大量的具体图像，那么在我的记忆库中它就是完全没有意义的一个单词。

孤独症的特定思维方式是非常细节化和具体化的。教师和父母需要帮助孤独症谱系障碍儿童和成人，把他们大脑里的细节碎片整合分类，形成概念，并提高他们的归纳和泛化能力。

兴趣和天赋可以被引导成职业方向。

培养天生特长的重要性

（选自 2001 年 1—2 月刊）

在孤独症谱系障碍圈子里，教育者往往过多关注孩子的问题，而没有充分重视培养孩子的特长。孤独症谱系障碍儿童的天分需要被激发和培养，因为这些能力能够成为他们今后走向社会获得工作的职业技能。

无论是绘画还是数学才能，都需要培养和扩展。这种才能可能要到孩子七八岁时才能完全显现出来。如果一个孩子喜欢画火车，那么这一兴趣就应当被引入其他活动中，如阅读有关火车的故事书，或者计算火车从波士顿到芝加哥运行的时间。

限制孩子的特殊兴趣是个错误，无论那个兴趣在当时看来有多么奇怪。我的天分是艺术才能，周围的人一直在鼓励着我。在我上学的时候，我妈妈经常给我买绘画专业工具和书籍。

我们应当慢慢将孩子刻板的特殊兴趣引导到有积极意义的道路上，而不是就地消灭，让孩子显得更"普通"。我现在从事的畜牧业设备设计师的工作就基于我的天赋，我利用视觉思维来设计机器。在青少年时期，我开始着迷于牛的保定栏①，因为当我自己被固定在类似的挤压设备中时，我感觉能够缓解焦虑。对一个事物的着迷能够很好地转化成积极的学习动力，比如，我的高中科学老师利用我对保定栏的迷恋，引导我深入学习科学和做进一步的研究。他告诉我，如果我可以进一步理解感觉功能，就能够找到为什么类似保定栏的设备可以让我放松、平静。我从此开始对科学着迷，不再向周围的人滔滔不绝地谈论我的刻板兴趣以致让他们厌烦。我最初对保定栏的兴趣激发了我对牛的行为的兴趣，

---

① 译注：保定栏（cattle squeeze chute），畜牧业中使用的一种固定牲畜的设备，以便对牲畜进行检查和小手术。

使得我开始走上设计之路，最终成功将设计发展成为我的职业。

这是我自己经历的把刻板兴趣拓展到有意义的领域的例子。有些时候，教师和父母花了过多精力去培养一个孤独症谱系障碍青少年的社会性，而忽略了发展其特长。培养社交能力固然非常重要，但是如果孤独症谱系障碍个体没有时间去发展特长，他们就会失去生活的意义。对我来说，我的思考和行动让我感觉到生活的意义，而不是通过我的感觉。我认为，社交能力可以通过分享特殊兴趣来培养，我小时候一直有朋友，因为其他孩子喜欢和我一起造东西玩。在高中最困难的阶段，特殊兴趣小组是我的避风港。

最近我看到一个有关孤独症的电视节目，其中一位女士的特长是养鸡，当她找到其他有同样兴趣的人之后，她的生活开始变得有意义了。她加入了一个养鸡俱乐部，在那里她作为专家得到了社会认可。

兴趣和天赋可以被引导成职业方向，发展和培养特殊才能可以让孤独症谱系障碍人士的人生更加丰富多彩。

提高灵活性

（选自 2002 年 7—8 月刊）

刻板的行为和思维模式是孤独症谱系障碍人士的一个重要特征。他们很难理解不遵守规则有些时候也是可以接受的。我听说过这样一个例子：一个孤独症男孩受了重伤，但是他没有离开校车站去寻求帮助，因为大人告诉他必须在校车站等才不会误车，他不能破坏这个规定。对大多数人来说，受重伤后寻求帮助比起误车更重要，但是这个常识那个男孩并不懂。

怎样教会孤独症孩子生活常识？我建议从小就要教会他们灵活思考。高度结构化的生活对孤独症孩子很重要，但是在生活中，计划往往会改变，这是常识。在我小的时候，保姆带着我和妹妹做很多活动，丰富的活动保证了我不会形成刻板的行为模式。我开始习惯于我们的每日或每周计划是经常变化的，明白哪怕计划改变了，局面也不会失控。同样的道理对动物也适用，如果牛群通常是由吉姆（Jim）在红色卡车上喂食，那么萨莉（Sally）开着白色卡车过来，它们就会惊慌。为了避免这种情况发生，有经验的牧场主会经常稍微改变日常规范，不让牛群形成刻板模式，这样牛就更能适应变化。

对我来说，另一种教育灵活性思考的方法是利用视觉比喻。为了理解复杂的情况，比如，一个好朋友偶尔做了一件不好的事情，我会想象出一幅黑白交互的图像：如果朋友的行为通常很好，图像的主体就是浅灰；如果他是那种不配做朋友的人，图像就非常灰暗。

向孤独症人士展示事物的种类是可以改变的，也可以帮助他们提高灵活性。比如，一个物体可以通过不同的特征来分类，如颜色、功能或材料。在教学示范中，我从办公桌上随便抓了一堆黑色、红色和黄色的东西放在地板上，有订书机、胶带、小球、录音带、工具盒、帽子和一些笔。根据使用功能，这些物品既可以拿来用，也可以拿来玩。我会让孩子举出一个具体的例子，比如，订书机的用法是什么，而玩法是什么？（用订书机把纸张钉在一起是在工作，钉起一个风筝是在游戏。）类似的学习可以培养孩子灵活的思维模式，每天我们都能在生活中找到大量这样的机会来练习。

我们需要教育孩子遵守一些不能违背的规则，比如，我们教育一个孤独症孩子不要乱穿马路，就需要他在不同的环境下实践这条规则。这个规则需要归纳和泛化，孩子不能违反，但同时，过于刻板地遵守规则也可能会带来伤害。我们需要进一步教育孩子遵守规则需要根据环境条件而变化。在某些涉及生命危险的情况下，他可以临时破坏一些规则。

父母、教师和治疗师需要不断培养和强化孤独症谱系障碍孩子的灵活性。我希望这里提供的一些思路可以启发大家去思考怎样顺应孤独症孩子独特的思维特征，从而达到有效的教育目的。

掌握概念

（选自 2003 年 11—12 月刊）

孤独症谱系障碍人士通常能够学好固定规范，但很难形成抽象的思维能力。匹兹堡大学（University of Pittsburgh）的南希·明舒（Nancy Minshew）博士及其同事们做的大脑认知研究，可以帮助老师们理解孤独症人士的思维模式。对孤独症人士来说，学习规则是容易的，学习灵活思考是困难的，但这是必须列入教育计划的。

概念的学习有三个层次：①学习规则；②区分类别；③创造新的类别。归类能力可以测试出来。我们放一堆物体在桌子上，如铅笔、记事本、水杯、指甲刀、曲别针、纸巾、水瓶、录音带和其他常见物品。孤独症人士往往可以轻易辨认出简单的分类，如所有的铅笔或所有的水瓶；他们也能分辨简单的归类概念，如所有绿色的物品或者所有金属物体。在这个层面上的概念学习一般来说不是问题。

对孤独症人士来说，比较困难的是创造新的类别，也就是形成真正的新概念。例如，上面列举的物品可以根据用途（办公用品）或形状（圆形或非圆形）分类。对我来说，杯子、水瓶和铅笔很明显是圆形的。大多数人会认为录音带不是圆形，但我可能会把它归为圆形，因为里面的滚轴是圆的。

一种教育概念形成的简单方法是和孩子玩分类游戏。比如，杯子可以用来喝水，也可以用来做笔筒和回形针筒；也就是，在一种情况下用来喝水，在另一种情况下被归类为办公用品。录音带可以用作教学或娱乐，也可以根据磁带内容的不同来分类。记事便签可以用来记录或画画，也可以有创造性地用来做镇纸或杯垫。这类活动必须经常进行大量练习，因为孤独症人士需要通过大量类似的灵活思维训练，然后才能慢慢地产生变化。

帮助孩子打破脑子里的固定模式，建立不同的分类方法是培养灵活性思维的第一步。不同的分类例子越多，他们的思维就会越灵活。思维越灵活，他们就会学着建立起越多的新概念和新分类。一旦孤独症孩子对于具体物体形成一定的灵活性，老师就可以把他们的具体化思维扩展到抽象概念的范畴，比如，学习归类感觉、情感、面部表情等。

灵活思考是一项非常重要的能力，但在儿童的个别化教育计划中往往被忽略，因为它不被认为是他们能够掌握的学习能力，这最终会妨碍孩子的全面成长。无论在今天还是将来，在学校、家庭、人际交往、工作场合和娱乐活动中，父母和教师都需要注意提高灵活思考在孩子教育计划中的地位。

自下而上的思维模式和学习规则

（选自 2010 年 9—10 月刊）

孤独症谱系障碍人士通过大量的具体例子归类形成特定概念。像我这样的视觉思考者，通过收集大量具体的视觉图像，在大脑中归类出不同的"概念"图片文件夹，这其中可能有一个文件夹标注着"狗"，里面有大量的记忆图像反映着不同类型的狗，而所有这些图像形成了"狗"的概念。一个孤独症谱系障碍人士的大脑里可能有大量这样的文件夹，每个文件夹对应着不同的概念（如粗鲁、轮流等待、交通安全等）。在成长过程中，他们会建立起新的文件夹，并在旧的文件夹里添加新的图像。

孤独症谱系障碍人士和其他人群的思维方式不同，他们是自下而上，从具体到抽象的思维方式。比如，他们可能需要看大量不同类型的狗才能最终在意识中建立起"狗"的概念；他们可能需要在很多不同的地方都被告知"必须停下来左右看一看才能过马路"，才能在脑子里建立起稳定的"交通安全"概念。孤独症谱系障碍人士需要通过接触大量不同的具体事例，才能建立起狗、交通安全和其他概念。

普通人群通常用完全不同的方式来思考，他们是自上而下的，或者说是由抽象到具体的。他们会先形成一个概念，然后加入具体的细节。比如，他们首先有一个"狗"的概念，明白狗大体的样子是什么，然后在看到各种各样具体的狗时，给不同种类的狗（狮子狗、矮脚猎犬、达克斯猎犬等）的特殊样子加入一些细节。如果有人告诉他们"过马路前要停下来往左右看"，他们自然会知道在过每条马路前都需要这样做。

自下而上的学习方法可以用来学习非常具体和相对抽象的概念，从学习最基本的安全法则到阅读理解。在这篇文章中，我会给出不同的例子——从最具体到最抽象的概念，而所有的概念，无论其抽象程度，都必须利用大量的具体事例来教学。

学习最基本的安全规则必须在大量不同的环境中泛化，这样他们才能在不同的地点都成功应用。比如，学习不要随便横穿马路这条规则时，孩子必须要体验家附近的街道、学校附近的街道、邻居家附近的街道、祖父母家附近的街道、佐治亚州姨妈家附近的街道，以及每次到一个陌生地方周围的街道。在真正掌握概念之前，到底需要泛化多少不同的例子，对每个孩子来说不一样。小时候，我被告知下飞行棋的时候要轮流等待，如果我的"轮流等待"概念只局限于下飞行棋，就不算是掌握了一个泛化的概念。在其他场合，比如，和我妹妹轮流使用小推车和玩具的时候也需要泛化这个概念。在所有类似的活动中，我都被告知必须轮流等待，包括晚餐桌上的谈话，如果我说的时间太长，妈妈就会告诉我需要等一下，给其他人留下说话时间。

孩子们在学习抽象的数字概念的时候，也需要应用大量的具体事例。为了泛化"运算"概念，他们要计数和加减不同的物品。我们可以用杯子、糖果、玩具恐龙、笔、玩具车和其他一些具体的物品来教他们实际生活中算术的应用。比如，教 5–2=3，我们用 5 块糖来示范，如果我吃了 2 块，那么还剩 3 块。教"大小"或者"分数"的概念，我们可以在杯子里倒上不同高度的水，或者用切苹果、剪纸板等方法。如果你只用了剪纸板的具体例子来教"分数"，孩子可能会认为分数只适用于圆形纸板。教"大小"也是一样，我们需要用大量不同的具体物品来形成概念，比如，水瓶、糖果、衣服、积木、玩具车和其他东西。

更抽象的概念

在进一步解释如何学习抽象概念之前，我先给大家举一个如何教"上、下"的例子。同样，我们需要利用大量具体的事例来教这两个概念。

松鼠爬到树<u>上</u>。

星星在天<u>上</u>。

我们把球扔到<u>上</u>面。

我们滑<u>下</u>滑梯。

我们往<u>下</u>挖一个洞。

我们弯<u>下</u>腰去系鞋带。

为了完全理解这两个概念，孩子们需要在父母和老师发出简短指令的时候亲身参与。老师在发指令的时候需要重点强调我们学习的是"上""下"概念。如果孩子语言有困难，老师可以用图像来辅助。

最近有人问我："你如何学会什么是粗鲁的行为，什么是良好的餐桌行为？"对孩子来说，社会场合中的行为判断概念非常抽象，但我们也可以用同样的方法来教学，如教育餐桌礼仪。在我小时候行为表现不佳的时候，比如，吃饭时挥舞着叉子，妈妈就会简单而明确地告诉我，这个行为不好："天宝，挥动你的叉子是不好的餐桌行为。"她利用日常生活中一切可教育的场合，把我的行为和"不好的餐桌行为"这个概念联系起来。她教的时候会结合事实，信息简单一致。在教育"粗鲁"这个概念的时候，她也会利用大量的具体事例。当我的行为粗鲁时，比如，不断打嗝和排队加塞，妈妈就会马上说这是粗鲁的行为。渐渐地，"粗鲁"这个概念通过大量具体的实例在我脑中形成。

阅读理解能力

很多孤独症谱系障碍孩子能够识字和阅读，但是阅读理解有困难。我们开始教阅读理解的时候，需要先关注非常具体的事实，比如，人物的姓名、居住的城市或者参加的活动（如打高尔夫球）等。这些事实对孩子来说相对容易理解，然后我们再发展到更具有文学性的段落和更抽象的概念。例如，当读到"吉姆吃了鸡蛋和培根"时，孩子可能无法回答下面的问题："吉姆在吃早饭、午饭还是晚饭？"教孩子把问题分解，然后在大脑中扫描出有用的信息，这样有助于他们理解。例如，面对这种问题，我需要在脑中搜索常见的早饭、午饭和晚饭的不同食谱的图像，关于一个鸡蛋和培根的图像，更符合早饭这个归类，而不是午饭和晚饭。

孩子不会很快学会更抽象的概念和联系，他们需要在大脑记忆库中储存越来越多的信息，然后才能成功归类和抽象化。这些数据都来源于具体的生活体验，所以老师和父母需要给孩子大量的机会去重复泛化一个概念或学习内容。对我来说，当老师反复用不同的故事来说明一个概念的时候，我才能慢慢掌握。

打好阅读理解的基础

（选自 2014 年 1—2 月刊）

孤独症谱系障碍儿童的父母和老师经常告诉我，他们的孩子或学生能够阅读，但缺乏理解力。这篇文章总结了我对打好阅读理解基础的想法。

从具体问题开始

教阅读理解时，我们要根据一篇短文或故事给出的信息，从提出具体问题（以事实为基础的）开始。具体问题可以根据字面意思提出，有明确的答案。比如，读《珍妮的冬日》这篇小故事时，具体问题有："珍妮的外套是什么颜色的？"或者"珍妮住在哪个镇子上？"从故事中学生可以直接得到答案。

混合抽象问题

如果学生能够成功回答不同类型的具体问题，那么我们可以提高难度，提出稍微抽象一些的问题。回答这些问题时学生需要理解一些常用的概念。例如："珍妮和吉姆去商店购物，珍妮买了项链，吉姆买了衬衫。请问吉姆买衣服了吗？"

还有抽象水平更高的例子："吉姆要去南极探险，那里的天气非常冷。请问吉姆需要带冬衣吗？"

提供不同的例子

很多孤独症谱系障碍儿童和成人无法在阅读中提取所有的事实信息，并把信息联系起来形成概念，但他们在理解独立信息和细节方面表现突出。父母和老师可以利用他们的特长来培养他们的阅读理解能力。

自下而上的思维者从积累细节信息开始学习归纳并形成概念。他们把细节信息储存在大脑中，放入不同的归类文件夹，最终形成概念。这个思维过程就像我们剪报时把碎片化信息放入不同的文档，每个文档中的信息相互关联。

儿童需要接触大量不同的常见例子去形成概念，无论是通过阅读还是日常生活体验。比如，我对"危险"（道路安全）这个概念的形成，就是从我在路上看到被汽车压死的松鼠开始的，之后我又看到更多和飞速行驶的汽车相关联的危险案例。

分解复杂度

在阅读更复杂的文章时，我们要运用同样的学习方法，对更复杂的概念给出更多具体的特定例子，循序渐进地提高理解力。大学时，我称这个过程为"寻找基本定理"。我还记得英国文学教授如何通过分析复杂的经典作品来推出新的概念。我发现他对莎士比亚、荷马及其他作家作品的描述非常有趣。

阅读长篇文章，如一本书中的一章，儿童需要辨别和回答什么是主题思想。老师可以让学生阅读文章中的一部分段落，剖析文章的脉络，引导学生理解主题思想是怎样推导出来的。在老师解释了作者如何表达之后，学生能够独立理解其他相似的阅读材料。老师要提供充分的阅读资料让学生重复练习。

老师还可以通过分析报纸和网上的评论文章来帮助学生理解作者是如何表达意图的。例如，当地新闻报纸上的一篇评论文章是关于是否要建立一座狗狗公园。作者描述了建立狗狗公园的好处和坏处，学生可以分类记录下作者列举的论据。阅读理解的题目是："作者是支持还是反对建立狗狗公园？"

选择阅读材料，最好先从容易看出作者观点的文章开始，然后循序渐进到作者观点较为模糊的文章。经过反复练习，学生应当学会如何辨别作者的观点。

阅读理解的另一层复杂度是理解文章中的情感内容。我们也要通过循序渐进的方法进行大量练习，在不同的阅读材料中一步步分析如何确定情感内容。例如："吉姆在演出中被小丑逗得前仰后合。请问吉姆是高兴还是伤心？"

无论抽象程度如何，学习阅读理解都需要进行大量的练习。练习多少遍因人而异。老师和家长要尽可能提供重复练习的机会，满足孩子自下而上的学习方式的要求，给予孩子充分的时间来利用具体的例子去建立自己大脑中的概念文件夹，这样孩子的阅读理解力才能一步步提高。

教学案例

从具体问题开始

老师：从短故事的事实信息开始提出具体问题。

学生：基于细节信息，回答具体问题（以事实为基础的），答案有明确对错。

混合抽象问题

老师：从短故事给出的信息开始提出抽象问题。

学生：建立关联并归纳，分析暗示。

提供不同的例子

老师：利用自下而上的特点，从积累细节入手，建立概念。

学生：从大量具体例子中建立起单一概念。

分解复杂度

老师：把复杂的思想、主题和情感内容分解成小的例子或细节，让学生获得具体信息，归入特定概念的文档。

学生：分析和判断，学习读懂字里行间的意思，评估情感内容。

激发学生的动机

（选自 2004 年 9—10 月刊）

孤独症谱系障碍人士常见的特征是只对一件或几件事情着迷，而对其他活动不感兴趣。一些孩子在幼年就表现出在某个兴趣上类似天才般的着迷。有父母对我描述过他们 10 岁儿子的电子学知识等同于大学高年级学生水平。也有不到 10 岁的孩子掌握的昆虫知识远远超过他的生物老师。他们虽然对自己感兴趣的事情学得很起劲，但对于兴趣之外的作业往往没有动力完成。

我在高中的时候就是如此，对一般的作业完全没动力去做，但对感兴趣的事却非常主动，如学马术、画标牌和做木工。幸运的是，我妈妈和一些老师利用我的特殊兴趣让我保持学习动力。我的科学老师卡洛克（Carlock）先生利用我对牛的保定栏的兴趣来激励我学习科学。

挤压式的机器让我感觉放松，卡洛克先生说，如果我想知道为什么机器能让我放松，就必须学习大量枯燥的课程，保证自己高中毕业后能升入大学，成为一名科学家并最终解答这一问题。我最终理解了无论我是否感兴趣，要想从初中读到高中，然后读完大学，找到自己感兴趣的工作，就必须学习学校所有的课程，这一理解让我能一直有动力完成功课。

在小学里，老师可以利用学生的特殊兴趣来吸引他们学习。比如，利用学生对火车的兴趣，在不同的科目中以火车为主题：在历史课上，阅读铁路的历史；在数学课上，计算有关火车的题目；在科学课上，讨论不同火车的历史和现状等。

当升入初中和高中后，学生可以通过参观与兴趣有关的工作场所来激发学习热情，如工厂、建筑公司或者实验室。具体的职业场景给学生带来真实的目标，让他们理解从小受教育的目的。如果学生无法参观企业，那么老师邀请家长来校讲解有趣的职业也是一个好办法。这些家长最好通过展示大量的图片来表现实际工作内容，以便给学生提供一个看待职业的社会性角度，让他们有动机去结交新朋友，参加兴趣小组或者参加以前感觉不舒服的社会活动。

孤独症谱系内的学生需要接触新鲜事物来让他们产生新的兴趣。他们需要看到大量具体有趣的事物，才能保持学习动力。我在科学课上看了一部展示视觉错觉的电影之后，开始对视觉错觉图像感兴趣。我的科学老师挑战我的能力，让我重现两个著名的视觉错觉实验：埃姆斯房间错觉（Ames Distorted Room）和埃姆斯梯形窗错觉（Ames Trapezoidal Window）。我花了 6 个月的时间用纸板和三合板做成了。这件事促使我在大学对实验心理学很感兴趣。

把商业杂志引入学校图书馆

科学杂志、贸易杂志和商业报纸都能给学生带来不同职业的广阔视角，帮助学生思考毕业之后的选择。每一个专业，无论是最复杂的还是最实际的，都有商业内容的杂志。不同的行业都有商业杂志出版：银行、食品业、洗车、机械、建造、建筑维护、电子学和其他很多方面。家长如果在这些行业工作，那么最好把他们行业的过期商业杂志捐给学校图书馆。这些杂志能为学生提供认识职业的窗口，并激励他们学习。

如果我的三年级老师不停地让我做大量枯燥的应试练习题来
学习阅读，那我反而不可能通过阅读理解考试。

教孩子开始阅读

（选自 2007 年 11—12 月刊）

我从老师和家长那里听到的一个抱怨是，"共同核心教育标准"（Common Core Standards）① 使学校花了太多功夫保证让所有的孩子通过标准化测试，孩子们把绝大多数时间花在准备阅读和数学考试上，而没有充裕的时间去学习其他科目。最近，我和一位妈妈讨论怎么教孩子阅读时，她告诉我，她的女儿有阅读困难，老师要求她的女儿额外做大量标准化阅读练习题，连休息时间都不放过。这种练习让孩子感觉相当无聊，从而更不喜欢阅读。但是，当她给她的女儿看哈利·波特系列小说的时候，她的女儿非常感兴趣，很快就开始喜欢上阅读。激励孩子学习，特别是对那些孤独症谱系障碍孩子，必须从孩子喜欢且愿意接受的书籍开始。哈利·波特系列小说就是最好的吸引孩子开始阅读的儿童读物之一。在哈利·波特系列小说最后一部正式销售前的两个小时，我到附近的巴恩斯–诺布尔书店②，发现那里挤满了穿着小说人物服装的孩子们，队伍排了半个街区长。我感觉这件事非常美好，因为孩子们重新又被吸引到图书中来了。

三年级的时候，我还不会读书，我妈妈就在课后教我开始读一本有趣的书，那是有关一位著名的护士克拉拉·巴顿（Clara Barton）的一本书。那本书的内容很吸引我，让我有了想学习的兴趣，虽然那是一本给阅读水平达到六年级的学生看的书。

我妈妈还教我怎样发不会的单词的音，在 3 个月之内，我的阅读能力就跳了 2 个年级标准。我是通过语音学习单词的（用发音记忆词义），

---

① 译注：共同核心教育标准是美国全国统一的教学标准，用来替代以前各州不统一的教学标准。
② 译注：巴恩斯–诺布尔书店（Barnes & Noble），美国最大的实体连锁书店。

而很多孤独症谱系障碍孩子是通过视觉识字的。当他们看到"狗"这个字时，脑中会浮现一幅狗的图像，从而联系起单词的含义和写法。孩子们的本质是如此不同，父母需要仔细分辨孩子最好的学习方式是什么，以便用最合适的方法教学。最近的科学研究也证明，用视觉方法映射整个单词和用音节分解单词，使用的是不同的神经路径。

视觉识字者通常最先认识名词，而要学习类似"来""去"之类的动词，就必须把它们放在句子里才能理解。比如，"我**去过**超市"（I **went** to the supermarket）和"我**要去**超市"（I am **going** to the supermarket），这里的"去"，一个是过去式，一个是将来式。在学习过去式的时候，我脑中的图像是我从超市回来，拎着食品袋。在学习将来式时，我看到自己开车去超市。我们需要利用孩子可以转化成视觉图像的例子，来学习那些不能用图片表达的词汇，以帮助他们记忆。

如果我的三年级老师不停地让我做大量枯燥的练习题来学习阅读，那我反而不可能通过阅读理解考试了，那种考试只是为了让学区达标而设置的，孩子是为了考试而学习的。在妈妈教会我读故事书之后，我就有能力通过小学的阅读考试了。她通过有意义的阅读来吸引我，让阅读本身成为我学习的乐趣所在。

父母和老师可以利用孩子的特殊兴趣或天生才能来安排独特的教学计划，教会孩子最基本的学业能力，如阅读和算术。科学和历史题材对孤独症谱系障碍孩子非常有吸引力。如果孩子喜欢恐龙，父母就可以选择关于恐龙的书籍来让孩子练习阅读，也可以用恐龙的内容来设计一道简单的计算题以引起孩子的兴趣，比如，一只恐龙以每小时 8 千米的速度行走，它 15 分钟后走了多远？

如果我们的教学方法更灵活而且符合他们的兴趣和思维方式，那么，让高功能孤独症谱系障碍学生在标准化测验中获得良好成绩并不难。这种创造性的教学安排虽然一开始要花费老师和父母不少时间，但是从长期效果来看，对提高学生学习能力、学习兴趣和学习动机肯定是事半功倍的。

过多电子游戏和屏幕时间对儿童发育的危害

（选自 2012 年 7—8 月刊）

在孤独症会议上，经常有父母来找我说，他们自己也属于孤独症谱系。有些人去做了诊断，有些人还没有。这些家长从事不同的职业，他们都能顺利完成工作，有正常的生活。而他们的孩子，哪怕是那些在小学和中学才被诊断的轻微高功能孩子，每天都面临大量问题：缺少朋友、被霸凌，或者极度的情绪化和焦虑。这些高功能孩子，在幼儿期没有语言发育迟缓，也没有参与特殊教育干预。我猜测一个可能因素是：现在的孩子普遍接触过量的电子游戏或其他屏幕娱乐。在我上大学时，有很多朋友在今天是会被诊断为孤独症谱系障碍的。而孤独症谱系障碍人士更可能沉迷于电子游戏。*ICD-11* 中，游戏障碍（Gaming Disorder）有正式诊断了。研究显示，大约有 8% 的青少年，患有游戏障碍。

这些患有轻微孤独症的父母们和我那些同学，为什么能够获得并保持工作？我认为有两个原因。

1. 他们很小的时候，就被训练去打工。我多次提到这点。
2. 那个年代，大家放学后都在户外玩耍，各种社交互动的机会多。没有人被拴在屏幕前。

我读了《Carlat 儿童精神病学报告》（*The Carlat Child Psychiatry Report*）2016 年 9—10 月刊的 2 篇文章，有很大启发。一篇是来自玛丽·G. 伯克（Mary G. Burke）医生，她是旧金山萨特太平洋医学基金会（Sutter Pacific Medical Foundation）的精神病学家。另一篇是对非营利组织常识媒体（Common Sense Media）的迈克尔·罗布（Michael Robb）博士的采访。伯克医生解释说，婴幼儿需要与能够回应他的行为的人互动。孩子无休止地观看视频节目的问题是，视频不会去回应孩子的行为。迈克尔·罗布博士建议，在高中之前，孩子的屏幕时间要限制在每周小于 10 小时。这和我妈妈当年限制我看电视的规定一样。美国儿科学会（American Academy of Pediatrics）建议，儿童每天的屏幕时间最好在 1~2 小时。对不到 18 个月的婴儿，美国心理学协会（American Psychological Association）的建议是，不给予屏幕时间，除非是和熟人的视频通话。

无电子设备的时间

两位专家都建议，每家都应当安排无电子设备的时间，以方便家人互动和对话。比如每天至少有 1 个吃饭时间，是全家禁止使用电子设备的。伯克医生的临床实践表明，减少电子设备的使用可以减轻强迫症（Obsessive-compalsive Disorder, OCD）、惊恐发作（panic attack）和多动症（Hyperactivity Disorder）的症状。美国疾病控制与预防中心（Centers of Disease Control, CDC）的数据表明，被诊断为 ADHD 和注意缺陷障碍（Attention Deficit Disorder，ADD）的人数上升。我认为过度的屏幕时间可能是因素之一。

有一项研究显示，一些初中生参加了 5 天的户外自然夏令营，不携带任何电子设备，这个活动提高了他们识别非语言社交暗示的能力。一位承办 8~11 岁儿童夏令营的农场主发现，那些头两天下午在核桃园里无所事事发呆的男孩，第三天像变了一个人，开发起了各种互动游戏。在这里，我有 3 条建议。

1. 每天安排在一顿饭中，家里所有人都放下手机和其他屏幕设备。
2. 减少儿童观看视频和打电子游戏的时间。非学校相关的屏幕时间每周在 10 小时以下。
3. 鼓励家庭成员参与互动活动。

在技术行业工作的家长严格限制电子设备

我认识一些在硅谷从事电子媒体的人，他们严格限制孩子玩电子游戏和看视频的时间。《纽约时报》（*New York Time*）和《商业内幕》（*Business Insider*）上的 2 篇文章明确显示了技术行业从业者对孩子大量使用电子设备的担忧。有研究表明，孤独症谱系障碍人士更容易对电子游戏上瘾。我在会议上和家长聊天，发现语言能力没问题的孤独症谱系障碍青少年，明显分为 2 类。一类在高中或大学毕业前，能顺利找到工作并保持，而另一类每天要独自玩 3~8 小时的电子游戏。玩电子游戏的这类孩子中很多孩子没有基本生活技能，比如独自购物。

多人联网游戏中的网络朋友

一些研究显示，儿童在多人联网游戏中和朋友的互动交流是有益的。允许儿童工作日每天花 1 小时，周末每天花 2 小时玩多人联网游戏是可行的。适度玩多人联网游戏，可以帮助儿童发展和保持朋友关系。在父母适当的监控下，网络友谊还可以发展成线下友谊。如果玩 1 局多人联网游戏的时间很长，家长就应当让孩子学习如何安排好时间，比如，把 2 天的游戏时间放在 1 天，以便打完全程，不至于在最关键的时候退出。一些有创意的家长，还会把孩子喜欢的游戏变成线下活动，比如，用木头还原"我的世界"游戏中的建造方块。我知道的一个孤独症孩子，因为在家里车道上玩"我的世界"积木，吸引了很多小区里的其他孩子们。

如果某些电子游戏设计得太容易让孩子上瘾，我们就要考虑禁止让孩子说这类游戏。一篇介绍 DSM-5 的电子游戏障碍的文章指出，如果孩子出现以下问题，我们就要警惕了。

1. 限制游戏时间会导致孩子非常愤怒、焦虑和悲伤。
2. 孩子对其他爱好和活动失去兴趣。
3. 妨碍到了孩子的学业、生活和能力发展。

电子游戏为什么有害？

电子游戏会削弱同情心。在游戏逼真的场景中杀死人类或动物，孩子会面对残酷和血腥的画面，这比毁掉一个模拟物体或卡通人物更有害身心健康。我的观点是，游戏中的画面越逼真，对人造成的痛苦就越大，伤害也越大。爱荷华州立大学（Iowa State University）的道格拉斯·金特尔（Douglas Gentle）通过对 136 篇针对暴力游戏研究的科学文章的分析发现，游戏会降低人的敏感性并导致侵犯行为（Bavelier et al., 2011）。此外，暴力的表现形式也很重要。小时候，西部片《独行侠》（the Lone Ranger）的主角是我心目中的英雄，他们把坏人从马上射下来，这些影片中也有很多枪击场面，但没有展现出过于逼真的残酷和痛苦。

汽车撞毁或者外星人被炸毁的画面不会让我感觉痛苦。虽然这些也是暴力镜头，但针对的是物体，如汽车和建筑，而不是活生生的人，这就使我感觉不到真实的残酷和折磨。因为我是视觉思考者，我会避免观看有逼真的残酷画面的电影，我不想记住这类画面。在很多电影里，我会分析追逐的镜头，比如，"这不可能，一辆汽车不可能撞到商店后还接着开。"我特别担心的是，年幼的孩子玩那些特别逼真的射击游戏。对小孩子来说，他们需要学习怎样控制侵犯行为。加拿大的研究者发现，一些孩子，特别是来自困难家庭的孩子，如果在 6 岁之前就表现出暴力倾向，那么我们就要很好地教育他们如何控制侵犯行为，否则会导致他们今后的犯罪行为。

总之，父母需要控制孩子玩电子游戏的时间。我不建议完全禁止电子游戏。如果孩子在电子游戏之外，有丰富的其他活动体验，他们总会发现世界上比电子游戏有趣的事情，还有很多。

孤独症和服务动物

（选自 2011 年 3—4 月刊）

我在全国巡回演讲中发现，越来越多的孤独症谱系障碍孩子的家长询问是否能给孩子找一只服务犬。使用服务犬或辅助犬越来越受到孤独症儿童家庭的欢迎，但这是一个比较复杂的问题，不像其他干预手段，很容易开始和结束。花精力去寻找一只合适的服务犬，这只服务犬会在家庭中服务很长时间，成为家庭里亲密的一员，这对每个人来说都是一项长期的责任。服务犬远比一只训练得很好的宠物要复杂。

在做决定之前，我的第一个问题是："你的孩子喜欢狗吗？"如果家里目前没有养狗，那我建议父母观察一下孩子和朋友家的狗互动的情况。一般可能会有 3 种情况。第一种情况是孩子几乎具有和狗交流的神奇的本能，孩子和狗往往容易成为最好的朋友，他们天生喜欢在一起；第二种情况是孩子一开始比较犹豫，但是慢慢开始真正喜欢狗，对这样的孩子父母要谨慎地选择一些安静友好类型的狗；第三种情况是孩子回避和恐惧，通常孩子回避狗是因为感觉问题，比如，孩子有敏感的听觉，可能会恐惧狗的叫声，听到狗的叫声会感到耳朵受伤。

对小时候的我来说，学校铃声给我的感觉就像牙钻钻到神经一样。对有严重听觉敏感的孩子来说，狗可能是一个不可预测的危险物，因为他们不知道它什么时候会叫起来。而对另一些孩子来说，狗的气味难闻到让他们不能忍受，家人需要时刻保持清洁。

我还会问父母，他们是否愿意花费时间、金钱和感情，投资在一只服务犬上。这是一项重大的家庭事务，家里的每个人都会介入。等待一只服务犬训练有素的时间可能是 2 年以上，而在训练服务犬上的花费，一开始在 1 万美元以上，之后每年还需要投入几千美元作为养育和其他的费用。

服务犬的种类

目前市场上用于孤独症谱系障碍人士的服务犬有 3 种类型，分别是治疗犬、陪伴犬和安全犬。治疗犬通常由教师和治疗师拥有，在训练课上辅助教学；陪伴犬通常属于家庭，每天主要的任务是和孤独症人士互动。服务犬可以帮助训练孤独症人士的社会性、情感、行为和感觉。这些狗也能起到"社交破冰机"的作用，因为其他人会被狗吸引，从而开始和孤独症人士互动。另外，某些孤独症人士能真正向狗开放情感和互动的窗口。

治疗犬和陪伴犬必须通过基本的服从训练和公众训练，而陪伴犬通常还需要接受符合主人家孩子特点的个别化训练。更多训练标准的信息，请查询国际辅助犬训练协会的网站（www.iaadp.org）。

第三种服务犬是安全犬，它们经过高强度训练，用来保护会走丢的严重孤独症人士。作为主要保护者，安全犬通常和孩子拴在一起。使用安全犬时要小心，不要给它太多压力，因为它们也需要时间去放松，不能全时工作。安全犬的意识与行为类型联系在一起，当它带上服务犬的行头，它就进入工作状态；当它摘下行头，它就可以自由休息。

被选为辅助服务犬的狗通常是安静、友好，对陌生人没有丝毫攻击性的品种。它们被训练在公共场合必须保持良好的行为模式，比如，不会跳和嗅人，也不叫，这些都是最基本的训练。对陪伴犬和治疗犬来说，更高级的训练还包括它们需要适应孤独症谱系障碍人士的特殊行为。

公共场合的服务犬规定

《美国残疾人法》（The Americans with Disabilities Act, ADA）明确规定，真正的服务犬可以出现在所有公共场合。而情绪抚慰犬，还不能被认为是真正的服务犬。不过情绪抚慰犬比普通的宠物犬会给人们带来更多益处。真正的服务犬需要"被训练成可完成工作或帮助残疾人完成任务"。对于残疾人不能做的日常任务，服务犬要能完成。另外，服务犬还可以完成如判断主人是否惊恐发作的工作。

要想拥有情绪抚慰犬，主人必须先获得医生或精神科专家的诊断。情绪抚慰类动物（Emotional Support Animals, ESA）是可以上飞机的。不过携带动物旅行，主人必须要能够担负公共场所的社会责任。如果主人无法承担必要责任，机组有权要求动物下飞机。达美航空公司（Delta Airlines）航班上曾发生一件事，一只情绪抚慰犬抓破了旁边一位乘客的脸。服务犬如果可能在公共场合咬人，就需要佩戴嘴套。

目前有很多机构训练服务犬和辅助犬，我们可以通过那些对机构提供的服务犬满意的家庭找到有口碑的机构。另外，训练服务犬认清工作和玩耍状态也很重要。狗的大脑会把不同状态下的行为归类。当穿上工作马甲，它就开启工作模式；当脱下马甲，那就是它的玩耍时间。我们需要训练服务犬不同模式下的行为规范。

选择服务犬时需要向提供者提的问题

- 孤独症辅助犬通常有哪些品种？

- 在挑选狗的时候，我们可以参与吗？

- 你们是在狗很小的时候就开始训练的，还是狗成年了才训练的？

- 如果训练幼犬，我的孩子将来不能接受这只狗怎么办？或者如果狗长大以后，和我家孩子的特点不匹配怎么办？

- 如果训练成年犬（2岁以上），狗是被训练成适应孤独症孩子的独特行为，还是被训练成对任何残疾人都适用？

- 请描述一下你们的训练计划，会花费多长时间，需要我们家人怎么介入训练过程？

- 训练内容包括哪些，是只训练社会互动，还是也包括训练防止孩子丢失及处理孩子的感觉敏感问题、行为问题和其他紧急情况等？

- 你们会单为一个孩子的特殊需要和行为而训练狗吗？

- 狗进入我们家庭的时候是几岁？

- 训练狗是对语言反应还是对手语反应？（对无口语和语言表达有限的孩子来说，这点很重要。）

- 你们机构训练过多少只为孤独症儿童服务的狗？
- 长期来看，成功率是多少？
- 家庭和狗的配合训练需要多久，怎么配合？训练中是否要包括孤独症孩子，还是只训练父母就行？
- 将来还有没有继续训练的课程？
- 在狗进入家庭以后，我们和机构还需要保持怎样的合作？
- 你们可以提供有辅助犬的孤独症家庭给我们做参考吗？
- 你们的申请步骤是什么？
- 需要排队多长时间？
- 训练狗的费用是多少？有没有贷款项目和分期付款计划？
- 在保养狗的过程中，我们一共需要花费多少？

最终要注意的是，在服务犬领域，有不少欺骗和虚假服务，我们要和信誉好的机构合作。

治疗犬和马匹

目前有越来越多的证据显示狗、马匹和其他动物能给疗愈方面带来益处。在治疗过程中，我们并不总是依赖真正的服务动物。对于孤独症谱系障碍人士，有时候普通动物也能给他们带来社交技能学习上的帮助。读者可以参考维克埃塞特（Wijkeset）2019 年的综述文章。

骑马治疗这些年也越来越流行。我读中学的时候，最多的社交活动就是和马在一起。我的工作技能也是在马棚里干活练出来的。有大量研究，包括随机双盲实验，证明骑马治疗对孤独症谱系障碍人士提高社交能力有帮助。相比与假的马模型和假的马棚互动，和真的马匹互动会带来明显提高能力的效果。我观察过大量的骑马治疗项目，有些项目存在问题。比如治疗师不能充分放手，哪怕孤独症谱系障碍人士可以独自骑行，治疗师还是会安排一个人在旁边陪伴。

选择的重要性

（选自 2013 年 11—12 月刊）

有时候我们很难让孤独症谱系障碍儿童和青少年接受新鲜事物或者参与日常活动。当我很怕去姨妈家的农场过暑假的时候，我妈妈只给了我两个选择：去两周或者整个暑假。提供明确的选项，可以避免让我给出"不去"的回答。孤独症谱系障碍人士在有选择或者能掌控选择的情况下，通常会表现得更好。很多父母告诉我，他们的孩子经常逃避任务。给予孩子具体的选择，可以避免他们的一些抵抗行为。当我们给予孩子的都是正面选择时，孩子往往很难回答："不。"

适合我的学校

面临新环境的时候，我妈妈允许我参与选择。高一的时候，我在学校受到欺负，为了反击，我把书扔到一个女孩身上，结果我被那家大规模的女子学校开除了，我妈妈不得不为我找一所新学校。幸运的是，她当时是一家电视台的记者，正在进行两个教育类节目的采访，她已经访问了离我家不远的几所小型特殊学校。首先，她从采访过的学校中挑选了三家她非常喜欢的，然后带我去参观了这三所学校。我们深入了解了这些学校的方方面面，最后她让我从这三所中选择一个。

对电视游戏加以限制

对一些孩子来说，限制电子游戏的娱乐时间非常重要。一个好办法是设定每天固定长度的游戏时间（如一个小时），然后让孩子选择他想在一天的什么时间花掉这一个小时。他们可以选择放学回家后的一个小时，这可能有助于帮助他们从紧张的学校环境中放松下来；或者选择写完作业后的一个小时。当然，无论他们选择什么时间，长度都只有一个小时。

个人卫生选择

在关于我的电影《自闭历程》（*Temple Grandin*）中，有一个场景是我的老板扔给我一个身体除味棒，并对我说："你的味道太大了。"这的确是发生在我身上的故事。对孤独症谱系障碍青少年来说，个人卫生通常是个大问题。一个解决办法是给他们提供对卫生用品的选择权。他们不可以讨价还价的是每天必须洗澡，但他们可以选择购买他们喜欢的肥皂和其他卫生用品。

在我小的时候，卫生用品选择的余地很少。我不喜欢20世纪70年代那种黏糊糊的身体除味棒，但在今天，可选择的商品多了不少，比如，我喜欢的、没有香味的固体除味棒。卫生用品中的香味对很多孩子来说是个大问题，要注意选择香味不太浓的，否则他们不会经常用的。

获得日常生活技能

儿童需要学习大量生活技能，从穿衣、餐桌礼仪到家务劳动。把选择结合到日常生活中，可以让他们更容易参与学习。

穿衣。一大早让孤独症谱系障碍儿童穿好衣服往往是个挑战。让他们从两件上衣中选择一件可以让事情变简单。对我来说，我更喜欢头天晚上就选择好。

餐桌礼仪。在晚餐桌上，我妈妈坚持要求我保持良好的餐桌礼仪。比如，饭后我有两个选择：不吃甜点早点离开，或者等着上甜点。我只有这两种选择，早点离开还吃甜点是不可能的。

家务劳动。如果让孩子在家务劳动中拥有选择权，他们就更有可能希望学习并实践技能，如清洁、收拾玩具、把碗放到洗碗机里。你如果想让孩子完成这三件事后再玩耍，那就可以让他们选择做这些事情的顺序。

给予孩子具体的选择权是非常重要的，因为每个人都觉得对任务说"不"最轻松。给孩子选择权，让他们的大脑去分析和判断，而不是轻松地进入逃避模式。把生活中每个可能被拒绝的任务都改成选项，父母和孩子的日常生活就会变得更顺畅。

记住教育孤独症谱系障碍儿童的一项基本原则：
痴迷或刻板兴趣会带来巨大的潜在学习动机。

实际解决问题的重要性

（选自 2008 年 3—4 月刊）

无论是孤独症谱系障碍孩子还是其他孩子，都需要被赋予有挑战性的任务。那些听过我演讲和读过我的书的人都知道，我认为很多父母和教师过于保护孤独症谱系障碍孩子了，都不让这些孩子去尝试他们能够完成的任务。孤独症谱系障碍儿童不应当被保护在普通人世界之外的罩子里，唯一例外的是要考虑感觉问题，除此之外，父母需要不时地一点点推动孩子去接触真实的世界来学习适应。

在教孩子关键的生存能力，也就是解决问题的能力方面，更是如此。解决问题的能力包括训练大脑的条理性，能把任务分解为小的步骤流程，把分散的信息联系成整体，在任务目标上保持注意，以及在解决问题后体验自我满足感。

普通幼儿在做中学即可，而孤独症谱系障碍儿童则需要大量具体、可见的实例才能学好。在 20 世纪 50 年代，当我还是个孩子的时候，我就开始和邻居的孩子们一起在房子后院做树屋。这种游戏要求几个孩子必须合作完成一项大任务。我们需要分头去找能搭树屋的树枝，自己设计样子、测量，然后一起讨论怎样把木头和树枝运到树上钉起来。我们通过尝试不同的方法来学习，有些可行，有些不可行。我们一度认为潮湿的树枝比较容易被锯断，但是我们马上发现自己错了。从实践中我们才明白，干燥的树枝才是容易被锯断的。

我从 3 岁就开始进行严格的轮流等待训练，这让我能在团体合作中表现良好。在家里，我们经常玩棋牌游戏，这也是训练轮流等待的一个好办法。轮流等待规则让我明白，大家为了一个共同目标可以合作，其他人的行为对我产生的影响可能是正面的，也可能是负面的，游戏的结果可能是正面的，也可能是负面的。这都让我意识到不同的人看问题的角度也不同，并帮助我在解决问题的同时，做一个好的观察者。

我还记得在后院野营活动前我们举行的计划会议，安排谁去买糖果和汽水，学习怎样搭起一个旧的军用帐篷。整个过程没有任何家长来帮忙，我们自己摸索出的实践经验非常有价值。

像我一样，孤独症谱系障碍孩子会对某些事情有自然的好奇心，而这些兴趣可以和问题解决的实践有机结合起来。我喜欢会飞的玩具，在一个大风天，我做了一个降落伞在高台上放，它可以飞出去几百米远。但这不是一次就成功的实验，我来回试了很多次。我需要解决当降落伞飞出去的时候，绳子怎么不缠在一起的问题，我试着用 2 根 13 厘米（5 英寸）长的电线交叉在一起，然后绑上 4 根线，这样就解决了这个问题。我在高中时候，有一阵子对视觉错觉很着迷，在看过著名的视觉错觉实验埃姆斯梯形窗错觉之后，我就想自己做一个。我的科学老师让我自己设计，不参考教科书上的图片。我花了 6 个月时间去做，最后还是不行，老师就让我看一眼图片，然后再给我一些提示，而不是具体细节。他帮助我在实践中发展了解决问题的能力。

现在的孤独症谱系障碍儿童（还有不少父母）缺乏解决问题的能力，其中一部分原因可能是，相比于我成长的那个年代，现在的孩子们在成长中接触到的亲手实践活动越来越少。我们现在很少亲自动手做东西、修东西，往往是丢了旧的，买个新的。在今天的网络时代，解决问题的能力依然非常重要，关键是要亲手来做具体的事情。无论是在学习环境还是在实际生活中，我们要从选择那些对孩子有意义的任务开始，然后慢慢找到抽象问题的解决方法和发展创新能力。解决问题的能力有助于一个人对自己脑中的信息及来自诸如互联网等外部资源的大量信息进行成功的归类和应用。这些都是重要的生存技能，父母必须在日常生活中很早就开始为孩子提供解决问题的机会。

完成让其他人满意的任务，是成功就业的基本要求。

学习完成令人满意的任务

（选自 2008 年 11—12 月刊）

最近我翻看高中时期的相册，发现从照片上能看出当时我具有一个重要的基本能力，也是现在很多孤独症谱系障碍孩子没有学过的技能。有一系列照片展示了我所做的让其他人满意的东西，包括我给姨妈农场做的一个木栏门，给学校演出舞台做的道具。还有一组我在寄宿学校整修的一个雪橇屋的前后对比照片。原来的雪橇屋是一个用三合板搭的棚子，不仅简陋还没有装饰。我试着用木板镶嵌的方式把木板拼贴在屋子上，然后着色，再用白色的木条做出窗户框和门框，并采用了大部分人喜欢的装饰物，而不是按照我自己的意图。如果是我自己的雪橇屋，我就会画上笨笨的动画人物，但我的老师肯定不会喜欢。在这三个手工任务中，我都事先考虑到其他人的要求和喜好，结果得到了大家的认同。

在小学期间，我的妈妈、保姆和老师教育我，做事有直接的办法也有间接的办法。直接的办法简单明了，但是间接的办法往往效果更好。也就是说，有些时候你可以直接做事情来取悦自己，但有些时候你必须先考虑到让其他人喜欢，这件事才算圆满完成。他们也让我理解，在一些情况下我可以有自己的主观意愿，而在另一些情况下我别无选择，必须按照他人的要求做事。这是一项至关重要的生存能力，孩子越早学会越好，因为这会关系到一个孩子能否被同伴团体接受，能否和同伴进行良好合作。在很小的时候，我就被教育要学着做讨好其他人的事情。在四年级的时候，我用玩具缝纫机给学校做演出服装，并很快从那个活动中体会到，为了获得好的成绩，我必须听老师的要求，完全服从指令。即使我交的作品很优秀，但它不符合老师的要求，那依然不是好的作品。

在我小时候和整个高中阶段，我的学习动力来源于两个方面，一个是我被其他人认同和表扬，另一个是我看到自己喜欢的作品能应用到对我来说重要的地方。

当孩子成长为年轻人，他们能够完成让其他人满意的任务是成功就业的基础。孤独症谱系障碍学生在高中毕业前就应当被训练并掌握这项基本能力。教师和父母应当从孩子幼儿期开始，就用具体实践的方式来教育孩子，他们必须安排孩子完成一些能让其他人满意的工作。孩子如果参加一个机器人俱乐部，就需要学习怎样给机器人安排工作。在初中英语课上，学生需要学习根据特定题目写出文章，即使那个题目自己不感兴趣。

最近，我遇到一位刚从大学毕业的阿斯伯格综合征男士，他很聪明，但他在高中和大学期间没有任何工作经验，也不知道怎样得到和保有一份工作。他从来没有为他人割过草，或者在商店上班。除了学习，他从来没有接触过实际生活环境，也没有做过任何能满足其他人要求的工作。而我在大学毕业的时候，已经做过很多工作和实习项目。我妈妈很早就意识到她需要为我走出家门、进入社会做准备，这个过程很漫长，为了顺利进入轨道，我要完成一个又一个项目，慢慢培养不同的能力。

教师、父母和治疗师必须帮助高功能孤独症谱系障碍孩子学会完成其他人要求的任务。当我回头再看高中的照片时，我才意识到自己在这方面的表现相当不错，这帮助我进一步理解了自己从那时开始是怎样成长和发展的。

对所有人来说，学习都是一个循序渐进的过程。而孤独症谱系障碍孩子格外需要依靠他的父母和教师来帮助他从小打下基础，掌握未来必备的生存和成功就业的能力，然后在每一天的生活中不断练习提高。

对于孤独症谱系障碍人士来说，开拓心智永远不会太迟。

终身学习

（选自 2009 年 11—12 月刊）

过去 10 年来，很多人告诉我，我的演讲越来越流利和优秀。人们往往没有意识到孤独症谱系障碍人士从来没有停止过学习和发展，就像我每天都能在行为举止和交流技巧上学到很多新的东西。

孤独症人士的思维模式是由下而上的，不像其他人群那样是由上而下的。为了形成概念，我需要把大量细小的信息组合起来，而其他人会首先形成概念，然后添加合适的细节。随着年龄的增长，我得到的信息越多，就越容易形成概念。我接触大量新的事物使更多新的信息进入我的大脑数据库。信息越多，越能帮助我处理新的情况。为了理解新的事物，我需要和已经获得的体验相比较。

我脑中的"互联网"

描述我的大脑运作方法最好的比喻是我脑中有个"互联网"。我脑中的"互联网"从阅读和实际经验中得到大量信息。我的大脑还有像谷歌那样的图片搜索功能，如果有人说起一个词，我就会在脑海中看到一幅画，我必须通过视觉图像来思考。小的时候，我大脑中储存的图像不多，所以我需要视觉标志来帮助我理解新概念。上高中时，我在真实的门上做标志来考虑未来计划。为了考虑高中之后的安排，我要走过一个真的门，上面标志着我的未来安排。如果不在门上做标志，"未来计划"这个概念对我来说就过于抽象，不好理解。

我现在不再需要在真实的门上做标志，然后走过去了，因为这些是我体验过的经历和图像，已经储存在大脑里了。读书的时候，我会把描述文字翻译成真实图像储存起来。我体验的不同事物越多，信息越多，思维就越灵活，因为我脑中的"图像互联网"能得到更多的图像和信息，这更有利于我做出决定。

必须大量接触新的事物

让孤独症谱系障碍儿童和成人接触新的事物非常重要。我妈妈经常鼓励我尝试新的东西，虽然有时我不高兴，但我还是会照做。在我大概 12 岁的时候，妈妈让我在暑假期间每周花 2 个下午的时间参加儿童帆船训练。那个训练项目运作得很差，去了几次之后我就开始不喜欢了，因为我完全无法完成训练要求的任务，但我还是坚持上完了所有的课。因为我一直接受的教育是，只要开始了就要完成。

作为成年人，我不断激励自己通过大量广泛的阅读和亲身体验去学习。在过去的 10 年，也就是我 50~60 岁的时候，我依然感觉自己在进步。在 50 岁的时候，我知道的一件新事情是，人们交流中有大量细微的眼神表达，而这是我不知道也看不出来的东西。我通过《心智盲点：一篇关于孤独症与心智理论的论文》（*Mind Blindness: an Essay on Autism and Theory of Mind*）[①] 这本书学习了什么是眼神表达。阅读孤独症科学文献的时候，我也能通过对孤独症谱系障碍个人的调查和神经科学研究获得大量深入的信息，研究结果帮助我理解为什么我的大脑运作与众不同，也帮助我更好地去理解"普通思维"人群的想法。

完成任务

几年前我意识到，我在幼儿和青少年时期所做的强化训练的确对我后来的发展很有帮助。不断地遭受欺凌让我在高中备受折磨，对学习失去兴趣，整天混日子了事。很多年后，我意识到我的科学老师是怎样激励我学习的。我能成为科学家，他的教导非常重要。最近，我意识到虽然我在学校没怎么正经学习功课，但是我一贯的强动手能力对我的职业发展帮助很大。我做了很多让其他人满意的工作，如清洁马棚、修理谷仓的屋顶、粉刷标志等。我很热爱这些手工劳动，而这也是其他人需要我完成的任务。为了获得职业成功，孤独症谱系障碍人士必须去学

① 译注：该书于 1995 年出版，作者是剑桥大学心理学教授西蒙·巴伦-科恩（Simon Baron-Cohen）。

习利用自己的天生才能，完成其他人交代的任务。而我完成任务的能力（如何服从指令，集中注意力，用令人满意的方式完成要求）在我很小的时候就一直被重点培养。在学校里，我艺术方面的才能被培养了起来，不过我经常被要求同时完成不同的绘画任务（按照其他人的要求画画）。我喜欢得到别人的表扬，如果我画出了让其他人满意的作品，我就特别高兴。

父母和教师通过让孩子接触大量新鲜的事物，为他们今后的成功打好基础。任何年龄的儿童和成人都可以不断学习，提高思维和行为能力。对孤独症谱系障碍人士来说，开拓心智永远不会太迟。

第三章　感觉问题

Chapter 3 Sensory Issues

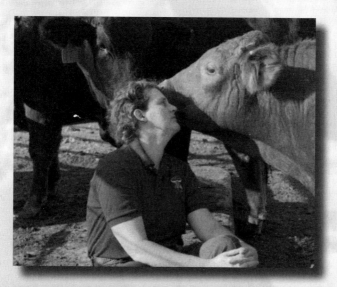

Photo©Rosalie Winard

　　理解感觉问题的一个困难之处是，对于不同的人或一个人的不同方面，感觉敏感度有太多不同的表现形式。

二十多年来，我在演讲和写书的过程中一直强调感觉问题。但让我感到困惑的是，直到今天，还有很多人不承认孤独症谱系障碍中存在感觉问题，也不承认这个问题给孤独症谱系障碍人士带来的痛苦和不舒适感。一些不属于孤独症谱系障碍的人也会被感觉问题困扰。位于英国威尔士的卡迪夫大学（Cardiff University）的一项研究表明，孤独症儿童的母亲通常存在不典型的感觉问题。比如，很多人都会反感指甲划过黑板的尖锐声音，这就是负面的感觉体验。还有某些气味会让一些人头疼，如强烈的香水味和汽油味。我认识的一位女士说，她早上刚起来的时候，会对声音非常敏感，醒来的头30分钟，正常的声音听起来都很刺耳。这就是典型的感觉问题。我们可以想象一下，在一个繁忙的周六下午去购物中心买东西，一些人对这种外出感到兴奋，而另一些人对此却感觉疲惫。这些人可能因为购物中心嘈杂的环境感觉信息过多，包括不断变化的标志、气味、声音、音乐和被其他人挤来挤去的感觉等。感觉问题非常真实，我认为这是一种轻重程度的区别，不是说在有的人身上有，有的人身上完全没有。随着人口越来越多，环境越来越拥挤，这个问题肯定会越来越突出。我们的世界正变得嘈杂和繁忙，更多的人，更多的汽车，更多的城市化，对技术高速发展的依赖，使感觉问题逐渐蔓延，我们的感觉系统所感到的负荷也会越来越加重。

对我和其他孤独症谱系中的人来说，那些其他人几乎无所谓的感觉体验，都是生活中严重压力的来源。噪声对我来说，就像是牙医用钻头触到神经。袜子上的缝线或粗糙一点的羊毛织物会让一些人的皮肤感觉到持续的烧灼。这就解释了为什么一些孩子不喜欢穿袜子，他们不是无礼，而是袜子会让他们感觉过于难受。对一些人来说，其他人轻轻触摸他的手臂也会给他带来痛苦的感觉。他们逃避人群，不仅是因为他们缺乏社会性，还因为他们被其他人轻轻一碰就像剃刀划过皮肤。

我认为，孤独症圈子里的很多专业和非专业人员都忽略了感觉问题，因为他们没有亲身体验过，无法想象生活中真实存在着这样的感觉。他们无法想象，因为那种感觉不在他们的感觉中。如果他们从这样狭隘的角度去帮助那些在生活中确实有严重感觉问题的人，就不会有效果。虽然他们没有个人体会，但是我希望他们能够放下主观的看法。已经有科学研究表明感觉问题是真实存在的，也有不少高功能孤独症和阿斯伯格综合征人士很详细地描述了他们经历的感觉问题，而且很多人同意这是妨碍孤独症谱系障碍人士正常生活的重要因素。我们迫切需要更多的科学研究介入这一领域，研究涉及大脑不同感觉加工区域的异常功能，并寻找解决方案。

感觉问题的多样性

　　理解感觉问题的一个困难之处是，对于不同的人或一个人的不同方面，感觉敏感度有太多不同的表现形式。一个人可以在某一种感觉上非常敏感，如听觉，而在另一个感觉上非常不敏感，如触觉。一个孤独症谱系障碍人士可能具有非常敏锐的嗅觉，而另一个人的嗅觉则可能完全迟钝。在日常生活中，复杂的外界情况作用在同一个人身上，他的感觉敏感度也可能随时变化，特别是在一个人感觉疲劳和有压力的时候，敏感度变化得更多。这些多样性和持续的变化使设计感觉科学研究实验非常困难，也无法验证训练方法的可靠性。所以，专家们会明确得出这样的论断："对孤独症谱系障碍人士来说，目前没有任何有科学研究支持的有效感觉统合训练方法。"这种论断相当于默认目前所有与感觉相关的治疗方法均无效。

　　缺乏临床研究结果其实并不说明现有的治疗方法对成人和儿童完全没有价值，只能说明目前的研究还不能明确其价值。进一步说，面对多种多样的孤独症谱系障碍人士的感觉敏感实例，我们是否可以换个角度来思考研究结果？比如，某项疗法的研究在 20 个孩子中进行，其中 4 个孩子有正面效果，其他 16 个却没有，我们能否认为这个疗法无效？可是如果这种治疗的确对 4 个孩子有效，那么，这 4 个孩子的生活状况就能大大改善，他们的世界就不再像是地狱一般。我希望能有更深入的科学研究来揭示特定现象背后的本质原因，为什么一些疗法对有些人有效，而对有些人无效。我们需要研究有反应的大脑功能和没有反应的大脑功能之间的区别，而不是武断地得出结论，说某种治疗不值得尝试。

　　一个孩子对感觉信息过多的反应有 2 种模式：退缩，把世界隔绝在外；大声尖叫。如果一个孩子对外界刺激没反应，那么我们很难判断他是感觉不敏感，还是过于敏感，以至于大脑关闭了他的感觉系统。

父母和教师经常问我："我怎么知道孩子有没有感觉问题？"我的简单回答是："你如果仔细观察孩子，就会发现。"他是否用手捂住耳朵来回避噪声？每次在繁忙、嘈杂、混乱的场所，他是否变得更容易激动？他是否不能接受某种口感的食物？如果衣服的标签没有剪掉，或者衣服的质地比较粗糙，他是否会拉扯或试图脱掉衣服？在沃尔玛等大型超市，他是否会变得比在家里更爱发脾气和无法忍受？如果孩子出现过这些情况，那么他肯定存在感觉问题。另外，你还要记住，当一个人感觉疲劳和饥饿的时候，忍受阈限值往往很低，比如，一个孩子可以在早上忍受去超市，而下午就不行。

对感觉刺激脱敏

通过控制声音强弱，我们可以让一些孩子学会忍受噪声。比如，用模仿烟雾报警器声音（或其他让人恐惧的声音）的仪器来训练孩子，我们可以一开始把音量调小，然后逐渐增大；如果用真的烟雾报警器来训练，那么我们可以一开始多捂上几层毛巾，然后逐渐减少。不要给孩子带来突然的惊吓，最好让孩子自己去控制声音的强弱。

简单的应对策略

父母、教师和服务人员可以做一些简单的事情来帮助孩子回避那些会妨碍他们生活和学习的感觉问题。我们要避免让孩子同时执行多项任务，尤其是在互动环境中。教学训练、分解练习和其他治疗要尽量安排在一个安静的环境中进行，这样可以回避外界干扰。如果背景声音太多，我就会听不到面前的指令，因为我无法从背景噪声中区分出对面的人说的话。我们还要保证孩子每天都进行大量的体育锻炼，因为有很多研究表明，日常有规律的锻炼具有多种益处。锻炼对大脑也有益，能够让过度敏感的孩子平静下来。对感觉迟钝的孩子来说，锻炼也能提高他们的敏感度，让他们达到最佳学习状态。本章中的一篇文章会讨论如何把平静的感觉活动和整体教育计划结合起来。

有时，简单的处理方法能起到神奇的效果，就像我在下一篇有关视觉信息加工问题的文章中写的。改变环境刺激是简单的应对策略。对逃避穿鞋的孩子来说，穿鞋之前对脚部进行深度按摩会有帮助。有一个小女孩不能在大型超市里待超过 5 分钟，但当她戴上妈妈买的粉色偏光太阳镜后，她的忍受度会提高，能待够 1 个小时的买菜时间。一些孩子在屏蔽了荧光灯的闪烁光线之后，学习效率大大提高了。某些节能型荧光灯的高频闪烁很强，我不能在那种灯下看书。一些荧光灯有附加电路来减少闪烁幅度，但常见的荧光灯对一些孤独症谱系障碍人士来说，就像迪斯科舞厅的灯一样，使他们根本无法集中精力来考试。如果教室里不能换掉荧光灯，那么我们可以在孩子的书桌上放一盏白炽台灯来减弱闪烁的光线，或者让孩子戴上宽檐棒球帽遮住光线。或者换成 LED 灯泡。

不过有些 LED 灯也会闪烁。市场上还有很多其他选择。你可以带孩子去商店里亲身体验各种不同的灯泡，找出他感觉最舒服的那种。在我们大学里，一些受灯光闪烁困扰的学生会去不同的教室体验环境，然后买来最合适的灯泡，换掉他们学习和休息地方的灯。

听觉问题

听觉问题在经常困扰孤独症谱系障碍人士的感觉问题中排名第一。听觉问题通常有 2 种形式：①对任何巨大的声响敏感；②无法听到声音细节，比如，从背景音中无法分辨出某个人的说话声，或者听不到词汇中的浊辅音。对噪声过于敏感，会感觉声音伤害了耳朵，让人变得很虚弱。对声音过于敏感使一些孤独症谱系障碍人士无法忍受通常的社交环境，如餐馆、办公室和运动场所。这种对声音极度敏感的问题既可能在无口语的严重孤独症人士身上发生，也可能在高功能孤独症人士身上发生，哪怕他们能够大学毕业，有较高的智力水平和语言能力。

听觉统合训练项目对一些人有效。在听觉统合训练中，被治疗者需要连续 10 天每天听一段由电子设备做出的干扰音乐。音乐声就好像老式唱片机那样，有时快，有时慢。听觉统合训练的确帮助了一些孩子和成人，但对另一些人完全没用。对有进步的人来说，其主要功能是可以减少这些人对声音的敏感度和提高他们对声音细节的分辨能力。它通过改善学习环境，把周围的听觉输入信息简单化，这能够大大改善很多孩子的注意力，减少行为问题，并使其他训练计划和学习任务顺利进行。听觉问题不大的人可以用耳塞和音乐耳机来屏蔽外界让他们感觉分心或痛苦的噪声，如咖啡馆里拖动椅子的声音，办公室里频繁的电话铃声，拥挤的飞机场通道的噪声，但他们不能总是戴着耳机，因为这可能会导致他们对声音更加敏感。如果有可能，耳机每天至少要摘下半天，或者只在热闹的购物中心和体育馆使用。

整体性的训练计划

如果孩子有严重的感觉敏感问题，他们的学习进程就会受到阻碍，这对他们长大以后的就业和社会交往也会产生巨大影响。我自己的感觉问题不算严重，只是生活中的小麻烦，但是对某些孤独症谱系障碍人士来说，单单感觉问题就可能毁掉他们的全部生活。我听说一些高智商的孤独症或阿斯伯格综合征人士在专业领域内能力非常突出，但是由于他们的感觉问题相当严重，无法忍受正常的工作环境，所以他们必须找到那些能够在家上班的工作，否则就会面临长时间的失业。

现在有一些公司老板开始明白感觉问题的严重性，他们会为某些员工的特殊需要做一些妥协。不过，从整体上来说，我们这个社会距离符合那些每天都被感觉问题困扰的大部分孤独症谱系障碍人士的要求还差得很远。

教师和父母需要认真对待孤独症谱系障碍儿童和年轻人的感觉问题，因为很多行为问题是以感觉问题为根源的。你如果怀疑孩子有感觉问题，那么咨询一个好的作业治疗师是非常必要的。这些治疗师能够分辨出不同的感觉问题，并且给孩子制订个别化的训练方案，比如，感受深度压力、缓慢摇动和练习平衡的游戏，如果孩子每天都坚持练习就会有好处。

感觉问题贯穿在日常生活中。如果作业治疗师只能保证每周半个小时的训练量，父母和教师就必须增加训练量，他们可以要求治疗师教会自己在其他时间如何训练。对孩子来说，整体性的感觉训练结合来自作业治疗师的感觉统合训练，再加上听觉统合训练和视觉干预及其他训练项目，是最理想的实验方案。禁食疗法也能改善某些孩子的感觉问题，不仅能让他们提高对食物质地和口味的耐受力，而且能改善其他方面的感觉问题。对年龄大一些的孩子和成人来说，如果所有其他非药物的训练方法都已证明无效，那么服用小剂量的某类常规药品可以帮助他们减弱对声音的敏感度。

孤独症谱系障碍和注意缺陷多动障碍都存在工作记忆问题

孤独症谱系障碍经常会共病注意缺陷多动障碍（ADHD）。我和一些家长交流过，他们孩子的定期评估会在孤独症和 ADHD 之间变来变去。德州技术大学（Texas Tech University）的塔拉·史蒂文斯（Tara Stevens）博士团队发现 59% 诊断为孤独症谱系障碍的儿童还有 ADHD 的诊断。在那些有语言的 6 岁以上儿童中，两病共存的情况更普遍。加拿大的研究人员发现，孤独症人士和 ADHD 人士的大脑回路有相似的异常。两病共存的人也常出现工作记忆问题。

列清单

我在养牛企业工作的时候，特别依赖工作清单。我把挤奶设备的工作流程一步步写下来贴在墙上，包括怎么开启，如何在使用之后清洗。我记得开启需要七八个步骤，之后的清洗需要三四步。孤独症谱系障碍人士需要列清单来完成工作。因为工作记忆不好的人，让他们反复学习操作流程，都记不住。比方说，一个孤独症谱系障碍学生去麦当劳打工，负责冰激凌机的操作和清洗，他应当详细记下操作步骤。通常一两周之后，整个操作行为才会在脑海中形成固定记忆，他就不再需要看清单了。

我的第一份工作是在肉类加工厂，我就是通过这个步骤来记忆机器操作流程的。对我的视觉思维模式来说，整个操作流程会逐步在我脑中形成一个永久的视频记忆。一旦视频记忆形成，我就不需要工作记忆回路了。我在我的视频记忆中，按下播放键，整个操作行为会沿着工厂的流水线一步步演示，非常清晰。

总之，对于孤独症谱系障碍学生，一开始我们要避免给予过长的口头指令。根据学生的思维模式，我们最好用图片或文字把所有步骤先记录下来。如果我们选择用文字记录，那么每个步骤的记录要尽量简洁，不带给工作记忆任何负担。

能够看清楚世界的孩子，才能在训练中受益。

视觉信息加工问题

（选自 2004 年 7—8 月刊）

孤独症谱系障碍人士的一个非常普遍的问题是视觉信息加工问题，外在表现可能为缺乏眼神交流、对视僵硬或斜视等。他们很难把目光稳定住，需要不停地扫描环境，以获取视觉信息并试图了解其含义。

如果你看到一个孤独症谱系障碍孩子歪着头，用眼角看人，就可以怀疑他有视觉信息加工问题。有视觉信息加工问题的孩子和成人能看到荧光灯的闪烁，并因为视觉深度扭曲而导致上下楼梯比较困难。很多孩子都喜欢玩电动扶梯，但一个视觉信息加工有问题的孩子对此却可能感到害怕。一些孩子和成人可能无法阅读，因为白底黑字对他们来说对比度太强，字看上去像在晃动。有轻微视觉信息加工问题的成年人有可能无法在夜里开车。

唐娜·威廉姆斯（Donna Williams）是一位知名的高功能孤独症女士，她这样描述她的视觉问题：人的脸看上去就像是毕加索绘画作品中被扭曲的二维马赛克图像，房间里高对比度的装饰色彩会让人感到痛苦。其他一些人也抱怨黄色和黑色的条纹看上去像在震动。如果他们的视觉信息受到干扰，运动、认知、说话和观察能力都会受到不同程度的影响，从对生活造成轻微干扰到对生活产生非常严重的影响。这些问题无法在常规视力检查中检测出来，因为问题出在大脑的视觉皮层。

唐娜·威廉姆斯和其他人发现佩戴淡茶色的眼镜能改善这种情况。有色眼镜让一些孩子和成年人能够忍受大商场里的荧光灯。如果他们有足够的能力，最好让他们自己选择眼镜最合适的颜色，太阳镜商店有多种颜色可以选择，看看哪种颜色能帮他们减少视觉扭曲，更容易阅读，并能提高忍受荧光灯和室内装饰对比色的能力。通常浅粉色、浅紫色、灰色、蓝色或棕褐色是最佳选择。用来阅读的眼镜颜色不要太深，你可以带一本书去商店，让他们尝试不同颜色的眼镜，然后做出最佳选择。另一个办法是把文字打印在有颜色的纸上，棕色、灰色或浅粉色都可以避免高对比度。你可以尝试商店里不同颜色的纸张，最合适的纸张颜色和最合适的镜片颜色很可能会不一样。

笔记本电脑、平板电脑和智能手机的屏幕比老式显像管屏幕闪烁频率更低。我们还可以调整屏幕的背景色、字体类型和字号大小。有的人喜欢电子阅读器，浅灰色的背景让眼睛更容易分辨文字。

父母和教师不用花费多少精力就可以进行视觉干预实验。如果孩子对以下三个问题都回答"是"，那么进行视觉干预就很可能会有效果。①纸上的文字看上去是否扭曲？②荧光灯是否让你感到不适？③你是否不喜欢自动扶梯，很难判断上下？

目前，对有色镜片效果的研究结果还不太一致。关于偏头痛和卒中的研究报告指出，有色镜片可以提高阅读能力（Beasley and Davis, 2013; Huang et al., 2011）。还有一些研究指出，有色过滤片有助于改善孤独症谱系障碍儿童的视觉问题（Kaplan, Edelson, and Seip, 1998; Ludlow, Taylor-Wiffen, and Wilkins, 2012）。不过，针对有阅读障碍的大学生（Henderson, Tsogka, and Snowling, 2012）和被确诊为伊尔伦综合征（Irlen Syndrome）的学生的研究发现，有色过滤片没有明显作用。一篇针对伊尔伦综合征研究的文章遭到了广泛的批评（Ritchie, Sala, and McIntosh, 2011）。还有英国研究者发现有色过滤片有助于控制大脑皮质的兴奋。

由于实证研究并不充分，医疗保险公司和学校可能不会支付高昂的视觉治疗费用。更深入的科学研究需要进行更细致的人群划分，才能判断出治疗手段起作用的范围。我接触过很多认为有色镜片和彩色纸张有帮助的人，有的人属于孤独症谱系障碍，而有的人不属于。我建议大家尝试，试戴太阳镜不用花钱，试着打印文字在不同颜色的纸张上也花不了多少钱。我的一些学生就是因为使用了这些简单的干预手段而避免了不及格。这些方法不会对所有人都适用，但肯定值得一试。

小时候，如果有人面对面同我讲话，我可以听懂。
不过如果大人说得太快，我听起来就是一片模糊。

听觉处理问题和声音过度敏感

（选自 2004 年 11—12 月刊）

听过我演讲的朋友们都知道，我认为对孤独症谱系障碍儿童来说，感觉问题通常是造成行为问题的一个重要原因。我自己就有大量的感觉问题，其中对我影响最大的是听觉问题。

DSM-5 把感觉问题作为孤独症谱系障碍诊断的一部分。不过 *ICD-11* 指南里，孤独症谱系障碍的诊断标准不包括感觉问题，而是单独有一项疾病叫作中心听觉处理障碍（Central Auditory Processing Disorder）。为了获得医疗保险，有听觉敏感问题的儿童或成年人可以去做听觉处理障碍的诊断。听觉处理问题，往往伴随其他神经发育障碍，比如阅读障碍、ADHD 和孤独症。

小的时候，学校的打铃声会让我感觉耳朵疼，就好像牙医的钻头触到神经的感觉。在孤独症谱系障碍人群中，这种体会很常见。最容易伤害耳朵的声音是那些高频、尖锐、断断续续的声音，像火警、烟雾报警、手机的某些铃声、麦克风发出的尖利声音等。一旦孩子被某个声音伤到，就很久不会忘记。

接着，他会对某些房间产生抗拒心理，大发脾气，因为害怕在那里再次听到火警或麦克风的声音。孩子甚至在事件发生几个月之后还会记忆犹新。哪怕是单独一次事件，都会一次次影响到孩子。有些时候，我们可以通过录下孩子害怕的声音，让他先从小音量开始适应，慢慢放大，以减弱他们的敏感反应。孩子对声音的敏感反应会有不同的表现，对一个孩子有伤害的声音可能是另一个孩子喜欢的声音。父母和专业人士需要仔细观察孩子的听觉困难表现。

对德国牧羊犬的一项研究可能对孤独症谱系障碍人士的听觉过度

敏感问题有启发。研究显示不同的狗对声音的反应差异很大，有一部分狗对于突发的响声、很大的声音，还有新的环境表现得非常恐惧。人的听觉响应差异性可能和狗的差异性类似，都是基因的不同表征。像我对于突发的响声，比如火警声，就会表现出极度的惊恐。服用药物能缓解我的过度反应，不过我还是会有惊恐感觉。

倾听细节

虽然孤独症谱系障碍儿童和成人可以顺利通过听力测验，但他们往往无法听清一些细节。小时候，如果有人面对面同我讲话，我可以听懂，但如果大人说得太快，我听起来就是一片模糊，所有能听清楚的基本都是元音。我曾经以为大人有他们自己的一套语言。无口语的孤独症孩子也许只能听到一些元音，而听不到辅音。

我的语言老师通过拉长声音来帮助我听到辅音。她会拿起一只杯子说："B——ei, Z——i。"她不像平常那样说话，而是会故意拉长辅音让我听清楚。如果背景声音太多，那我也无法听清声音。在一个嘈杂的房间内，保持眼睛注视对我来说很难，因为会被听觉所干扰，就好像我的大脑只允许一种感觉信息进入，如果来自不同感官的信息同时进入，它就不工作了。在嘈杂的房间中，我必须集中注意力在听觉上。一些孩子听歌曲比说话更清楚，我在小时候就做过大量的音乐游戏。

成年以后，我进行过大量听觉信息加工测验，我很惊讶地发现自己的成绩很差，我分不清像"life boat"和"light bulb"这样的单词。如果有两个人在对我说话，男声在我一边，女声在另一边，我根本无法知道他们在说什么，哪怕我努力只专注于用左耳听，还是什么都听不懂。不过，如果单独测试听觉功能，每个耳朵都是正常的。我也很难分辨出两个快速的连音，如一秒钟的声音后面有半秒的停顿，然后是另一个一秒钟的声音。普通人群在这个测试中能说出哪个声音频率更高，因为他们的大脑接纳了两个声音，而我却不能，因为两个声音被混在一起，我分辨不出来。

父母和教师在安排孤独症谱系障碍孩子的教学计划的时候，需要明确了解他们的听觉信息加工困难。有时候孩子的行为可能和缺乏听觉信息加工能力有直接的关系，而不是他们故意违反规定。想象一下，如果你只能听清几个词，而且只有元音或某些音节，你的表现会怎样？若这种情况存在于每天、每小时和每分钟的交流中，那么他们会丢失多少重要的信息呢？

一些孩子可以通过唱歌来学习说话。父母可以试着唱一些词给孩子听，因为听音乐使用的是大脑的不同区域。

对有听觉信息加工困难的孩子来说，学习中利用视觉辅助很有帮助，比如，在卡片上写好单词，写下指令步骤或家庭作业任务。有时，他们需要同时听到和看到单词才能真正明白这个词的意思。

给孩子反应的时间

在教学中，一个常见的错误是我们没有给孩子充分的反应时间去回应提问。孤独症谱系障碍儿童的大脑就像老式计算机，如果你强迫他快速回答问题，他就有可能"死机"。相对普通儿童来说，孤独症谱系障碍儿童可能需要非常长的回应时间。你需要有足够的耐心等待他们大脑的处理。

还有一个问题是，对一些孩子来说，他们的听觉系统会使他们丢失句子中的一些词，因此他们听到的话是断断续续的。为了防止这种情况出现，我们首先要通过叫他们的名字或者发出简单的指令来获得他们全部的注意。只有当听觉通道畅通时，他们才能最大限度地接收到完整的句子。

将感觉统合训练整合到训练计划中

（选自 2005 年 3—4 月刊）

无论症状轻微还是严重，孤独症谱系障碍的儿童和成人都会有一项或几项感觉问题，这些问题妨碍他们通过周围环境学习和加工信息。通常来说，听觉受影响最多，但视觉、触觉、味觉、嗅觉、平衡觉和本体觉都有可能在孤独症谱系障碍人士身上表现异常。因此，我认为感觉统合训练（以下简称感统训练）是孤独症训练计划内容中不可缺少的一部分。

很多学区都有作业治疗师可以满足孩子的训练需要，治疗师为孩子专门制订每日训练计划，提供合适的训练内容。一个好的孤独症训练项目，应当包括一些常见的感统训练内容：深度压力放松、荡秋千、使用视觉工具和其他方法。这些活动能够让孩子的神经系统得到放松，更愿意接受其他训练课程，同时可以降低感觉敏感度，减少发脾气和出现刻板刺激行为的次数，而且能激发孩子某些迟钝的感觉。感统训练需要保证孩子的注意力在训练后达到最佳状态，从而在接下来的其他训练项目中受益，如行为、学业、语言和社交能力训练。

一项随机双盲实验显示，感统训练是有效的。他们的方法获得了基于证据的验证。为了保证效果，感统训练最好每天都要进行。

我现在依然会遇到一些家长和专家认为感统训练不起作用，特别是那些每天都要重复的内容。我的回答是，如果每天都需要戴眼镜，你能认为它不起作用吗？类似的例子如通过药物来改善行为，如果必须每天服用药物才能取得疗效，那么，每天坚持感统训练也是同样的道理。

应用行为分析（ABA）是每个好的孤独症训练项目的核心内容。研究表明，通过大量的任务分解练习，合适的 ABA 训练能够有效地提高孤独症谱系障碍儿童的语言能力。比起洛瓦斯（Lovoas）年代的训练，目前孤独症领域标准的 ABA 训练更加灵活，孩子不需要长时间地坐在桌边。新的训练计划安排有大量不同的活动，教学在更加生活化的环境中进行。不过，哪怕是经过良好培训的 ABA 专业人员通常都会搞不明白，怎样把感统训练融合到以行为干预为主的训练计划中。我的看法是，他们错误地认为感统训练（或其他辅助训练项目）和 ABA 训练是各自独立的部分。我认为对孤独症谱系障碍孩子来说，所有训练内容都应当是一个相关整体，我们无法在一个时间段只训练行为，而另一个时间段只训练社交能力或感觉问题。孩子一个方面的进步必然会影响到另一个方面的功能，所以，我们必须将各个方面合为一体来考虑，如何达到整体的最佳效果。如果利用我熟悉的视觉思维来分析，一个好的 ABA 训练计划就好比一棵圣诞树，是孤独症训练的基本框架，或者说是训练的基础。因为孤独症谱系障碍的多样性，其他的训练项目就好比不同的装饰物，如感统训练、禁食干预、社交能力训练和语言训练等，把每棵树装点得独特和美丽，符合每个孩子的需要和水平。

有几种简单的方法可以用来整合幼儿的行为训练和感统训练，比如，我们在孩子接受压力放松、情绪平静的时候，做 ABA 分解练习。再比如，我们让孩子在他能接受的舒缓的压力感并伴随他喜欢的气味的环境下，进行分解行为练习。如果气味频繁变化，那效果可能更好。我们还可以让孩子触摸质地不同的织物，从毛绒玩具到粗糙的毛巾或地毯，并伴随着不断变化的触觉，同时改变气味。近期的研究显示，如果我们需要频繁改变感官刺激物，那就应当同时提供两种感官的刺激。我知道这样一个孩子，当他躺在一个泡泡椅上，把另一个泡泡椅压在他身上时他的学习效率最高，因为压力感让他的神经系统平静，让他大脑的其他功能正常运转。我们还可以试着给孩子慢慢荡秋千，1 分钟 10~12 次，一边荡一边上认知课。摇动感可以刺激某些孩子的语言。现在，越来越多的作业治疗师和言语治疗师联合起来帮助孩子提高语言能力。有一种重量背心可以帮助不安静的孩子坐下来，集中注意力到学习上，我们可以让孩子先穿背心 20 分钟，然后脱下 20 分钟，看看学习效果是否更好。这种背心还能够防止孩子过于依赖重物。我们要激发感觉迟钝的孩子达到最佳学习状态，可以让他们先玩一会儿蹦床，或者坐在震动椅垫上学习。一些有严重孤独症的孩子就像是接收不到任何信号的电视机，他们的视觉和听觉接收能力随外界信号强度的增强而减弱。在一些非常严重的案例中，孩子的视觉和听觉信息一片混乱，他们无法分辨到底看到了什么、听到了什么。

最近的大脑扫描研究表明，一些孤独症人士大脑中加工复杂声音的回路部分有明显异常，而感统训练能够帮助他们整合知觉，让信息进入大脑，而这是一切学习的先决条件。

感觉问题通常会随着年龄增加而减弱，特别是通过适当的感统训练，效果会更好。我们必须承认，感觉问题阻碍了孤独症谱系障碍孩子从其他训练和教学计划中受益，所以感统训练应当成为孤独症训练计划重要的组成部分。

感觉和知觉困难对学习方式的影响

（选自 2006 年 11—12 月刊）

孤独症谱系障碍人士在感觉过敏和信息加工方面存在明显差异。这些问题的根源在于大脑的生理结构，它影响到每个个体从周围世界中学习和互动的行为，而外显行为是符合他们自身能力的。我在研究了很多孤独症人士的案例之后，将因大脑加工信息过程异常而导致的异常行为的类型分成三种：①感觉过敏；②知觉问题；③整理信息方面的困难。

感觉过敏

每个孩子的感觉过敏表现都不一样。轻微的敏感表现，如对太吵闹、太亮和太混乱的环境有轻微焦虑；严重的表现，如每次去超市都大发脾气。一些孩子无法忍受荧光灯，或者像我一样，害怕突然出现的巨响，因为这会让我感觉耳朵疼；有些孩子对香水的气味敏感，有些孩子排斥某些食物的味道和口感，轻微的触摸对他们来说可能是烦恼，也可能会让他们感觉到疼痛；一个孩子可能喜欢玩水、踩水，而另一个则尖叫着逃避水；一些孤独症谱系障碍孩子对快速移动的物体感兴趣，而另一些则回避。当感觉体验被扭曲，他们保持注意力的能力就会减弱，在某些情况下他们甚至完全无法进入学习状态。他们如果一整天都在对人群和环境的恐慌中度过，再结合过往的痛苦记忆和大量超过感觉承受度的体验，就无法放松下来参与到面前的学习活动中去。

利用功能性磁共振成像（Functional Magnetic Resonance Imaging, fMRI）对大脑的研究显示，对孤独症谱系障碍人士来说，轻微的让人厌恶的噪声和视觉刺激就会使大脑感觉皮层区和杏仁核（恐惧情感中心）产生巨大的活跃度。大脑的活跃程度与家长报告的让孩子产生感觉问题的程度相一致。

知觉问题

知觉问题通常会决定孩子采用哪种学习方式最好。对听知觉不好的孩子来说，声音就好像手机信号不好那样，都是断断续续的，有时候还会没有，结果导致他们无法顺畅交流。这类孩子的问题很容易通过视觉图像辅助来弥补。对视知觉不好的孩子来说，听觉学习可能会更有效。读书时斜视的孩子，通常视觉信息加工困难。对于那些喜欢在眼前晃手指或不喜欢荧光灯和滚梯的孩子，我们要考虑他们是否有视觉信息加工问题。一些孩子眼中的世界可能就像是从万花筒中看到的一样，扁平没有深度，图像都是碎片，而另一些孩子眼中的世界就像从狭小的纸筒里看出去的，没有广阔的视野。一些无口语的孤独症孩子的听知觉和视知觉都有问题，他们也许通过触觉和嗅觉更容易学习。比如，他们需要通过亲身体验触摸来学习早上生活日程中的每个步骤，从穿上袜子到用牛奶冲麦片，他们都要用手指仔细触摸。他们只有用手指触摸形状之后才能学会数字和字母。接触具体的事物可能比看图片更能让他们明白下一步的安排是什么。

整理信息困难

因为大脑中的异常链接，一个人可能接收到了所有感觉信息的细节，但是无法把它们整理成有意义的概念。唐娜·威廉姆斯是一位生活在澳洲的知名孤独症女士，她描述自己听到的语言在脑子里面变成无意义的一串声音后就消失了。她能够很清楚地听到单词，但是无法理解单词的含义。整理信息的困难导致一些孩子缺乏归类的能力，也无法进一步学习和形成概念。在孤独症谱系障碍中，那些无法同时完成多项任务的人也可能属于这一类型。整理信息的困难同样有多种表现形式，从轻微的到严重的，这主要取决于大脑回路的链接状况和发育发展情况。一个经典的灵活性思维测试是威斯康星归类牌测试（Wisconsin Card Sorting Test）。测试要求被试将事物按照不同的模式归类，如归类到黄色或圆形。对孤独症谱系障碍人士来说，在引入一个新的归类模式的时候，他们可能需要花更多的时间才能理解。

　　感觉信息过多可以导致视觉和听觉通道完全关闭。在关闭的时间段里，没有信息可以进入大脑，孩子也就无法学习。通常孩子在累的时候感觉和加工信息的能力会变差，所以我们在教孩子学习有一定难度的内容时，要注意让孩子保持清醒和灵活的状态。我对噪声的过敏问题还算轻。小时候，老师抬着我的下巴让我保持注意力，我能适应她的常规讲课方式。不过，唐娜告诉我，这种授课方式对她来说肯定不行，身体接触加上大量的听觉信息就会导致感觉信息过多，大脑不能同时加工。唐娜是一个典型的单信息通道学习者，只能单纯通过视觉或听觉来学习，不能同时看和听。多通道信息加工对她来说根本不可能。

　　对孤独症谱系障碍儿童和成人来说，一位好的老师必须首先是一个好的观察者，能及时看出孩子不同类型的学习困难。这些困难通常来源于上面所述的一个或多个方面。一个困难，甚至是轻微的困难都能神奇地影响到孩子通过常规教育方法学习的能力。真正想帮助有感觉和知觉困难孩子的老师，需要用心分析出孩子独特的学习方式，合理地应用灵活的教学方法。一些孩子只有通过书面指示才能学习，而一些孩子对口头指令反应不错，好的老师需要灵活运用不同的教学模式来帮助每个孩子进步。

丰富环境训练

（选自 2014 年 11—12 月刊）

有研究显示，一种系统、简单和易操作的丰富环境训练可以极大地减少孤独症谱系障碍儿童严重的感觉问题。这一训练包括每天 30 分钟不同类型的感觉练习。这个研究结果来自加利福尼亚大学欧文分校（University of California, Irvine）的辛西娅·伍（Cynthia Woo）和米歇尔·利昂（Micheal Leon）。

利用家庭中经济易得的材料就可以完成这一训练项目。相关的动物实验表明，把嗅觉刺激和触觉刺激结合起来对大脑的发育很有益处。同时给予嗅觉和触觉刺激，并不断变化刺激的形式是这项训练的设计基础。训练设计的一个原则是必须同时给予多项感觉刺激。另一个基本原则是刺激要不断更新——刺激的形式必须经常变化。单独和重复的感觉刺激不会产生效果。

在研究中，孤独症谱系障碍孩子被分成丰富环境训练组和对照组。所有孩子都要进行应用行为分析训练和言语治疗。

一开始，训练组的孩子会同时接受嗅觉刺激和触觉刺激，如让他们摩擦背部的同时闻气味。每天用来施加嗅觉刺激的气味不同，但都是让人愉悦的味道，这些刺激来自柠檬、苹果、薰衣草、香草和其他种类的精油。如果孩子不喜欢某种味道，接下来的训练中就不再使用。训练之初，研究者会让孩子自己挑选他们喜欢的味道。

除了必须同时进行嗅觉和触觉刺激，训练还包括 33 种不同的组合模式，随着训练的推进，刺激强度逐步增加。训练中，每组练习要持续 2 周，然后进行下一组难度更高的练习。所有练习都要同时施加 2 种或多种感觉刺激或其他刺激，刺激的类型和强度要经常变化，刺激要越来越有挑战性，避免重复。当孩子进入下一组练习时，刺激的类型就要改变，如同时给予听觉和触觉刺激，或者视觉和触觉刺激。例如，用不同质地的物体在孩子手上画出不同的符号（同时给予触觉和视觉刺激）；放音乐的同时，用温的或冷的勺子在孩子胳膊上画线（同时给予温度觉、触觉和听觉刺激）。

其他练习还包括用手摸袋子里的物体，使其和桌子上的相同物体对应起来。随着训练的深入，难度会越来越大，研究中的第 25 项练习是让孩子看着镜子把硬币放入储蓄罐（同时给予精细行为、视觉和认知刺激）。研究论文详细解释了所有练习方法，网上可以免费下载（请参见电子版参考资料 [①]）。

6 个月的训练结束之后，很多孩子取得了巨大的进步，特别是年龄大一些的孩子。作者的结论是，丰富环境训练组中有 42% 的孩子在感觉问题上有进步，而对照组中只有 7% 的孩子有进步。一项更新的研究显示，在 3~6 岁的孩子中，21% 的孩子经过训练有很大提高。父母和教师可以参照这两篇文章进行训练，其设计原理非常简单。我曾经有机会参观利昂博士的实验室，他重复进行了多次实验，发现丰富环境训练对幼儿或大一些的儿童都有帮助。这一训练可以作为标准训练项目（ABA 和言语治疗）之外的辅助。

---

① 编注：更多参考资料请登录公众号"华夏特教"知识平台查看。

第四章　理解无口语孤独症

Chapter 4 Understanding Nonverbal Autism

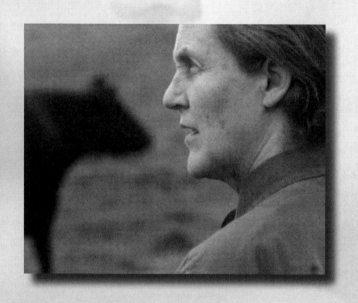

部分无口语人士对周围环境有高度的觉察，自学了很多东西，远远超出父母和教师的想象，不能工作的是他们的身体，而不是他们的心智。

要理解完全不会说话、无口语、不会手语也不会写字的孤独症儿童或成人，你必须远离这个用语言思考的世界。对大部分人来说这很困难，毕竟我们的社会建立在语言上，语言就是自然语言，我们很难让他们脱离这一基础去联系和想象其他事情。但普遍人群中的一些人，特别是富有创造力的人，可以做到这点，而其他人依然很难理解如何去做。

我用图像思考问题，这种方法与生俱来。小时候，在我做正式的言语治疗之前，脑子里面没有任何词汇。而现在，词语以图片形式存在于我的记忆库中，图片依然是我的主要语言。

如果你停下片刻，想象一下一种完全由图片或感觉信息组成的思维。对用语言思考的普通人来说，最接近的场景可能是回想最近的梦境，很多梦境不包括语言，是由一连串图像构成的，并伴随着情感。有时候这些图像描述有意义，我们能够从梦里得到一些信息，而很多时候，图像很奇怪，不连续，我们醒来后仔细回想，会疑惑这个梦到底是什么意思。如果无口语孤独症人士有严重的视觉信息加工问题，那么你想理解他们的生活，就需要想象给大脑视觉系统提供的都是混乱的图像，就像一个模糊的卫星信号图像被打了各种颜色的马赛克。普通人日常忽略的声音，如周围人群的走动声、关门开门声等，很多特殊障碍人士的大脑都无法把它们屏蔽掉。这些很有可能就是无口语孤独症人士面对的日常生活。让他们听清对面的人讲话是困难的，他们听到的就像是信号不好的手机发出的声音。

让我们来想象一下无口语孤独症人士的世界。我闭上眼睛，体会如何用每个感觉器官来思考。如果用触觉思考会是什么样子？如果只能用嗅觉和外在世界联系，我会怎么做？练习用触觉和嗅觉思考时，我们可以想象在沙滩上度假，那里通常有丰富鲜明的颜色和海浪的声音，能感觉到温暖的沙子等。当一位无口语人士思考和做白日梦的时候，他的脑子里面可能根本没有词汇，只有感觉印象，如由图像、声音、气味、触摸物和味道等带来的感觉印象构成了他的全部意识。如果这个人还有严重的视觉和听觉信息加工障碍，那么，他的大脑需要依赖其他感觉来认识这个世界。他的思维可能只来源于触摸物、味道和气味。这些输入数据可能是他唯一能够从周围环境中获得准确信息的来源。这也许可以解释为什么一些无口语人士经常接触、品尝和闻周围的东西，因为这是他们了解世界的唯一方式。

我们的日常生活，特别是教育体系，很大程度上依赖于视觉和听觉方面的信息分享。想象一下，如果这些信息通道关闭或无法正常运转，我们的生活会多么不容易。父母、教师和治疗师需要更仔细地观察这些无口语孤独症人士，寻找出他们哪些感觉运作良好。对一些人来说，听觉可能更佳，对另一些人则可能是视觉。对少数人来说，触觉可能是最好的学习渠道。利用最好的感觉渠道来学习是我们制订教育计划应当遵循的基本原则，但对不同的无口语人士来说，情况还要更复杂。

有认知障碍和没有认知障碍的无口语孤独症

读者可能会疑惑是否我在主观臆想所有无口语孤独症人士的感受。我的猜想基本是从现有的神经科学知识和一些有口语的人对自己严重的感觉问题的描写中获得的。很多比我感觉问题严重的人描述过感觉信息混乱和一种或多种感觉通道被封闭的状态，当他们在疲劳和刺激较多的环境中，如大型超市，这种情况就很容易发生。另外，还有一部分无口语孤独症人士学会了用打字表达思想。这一章有三篇关于蒂托（Tito）和凯丽（Carly）的文章，他们是可以通过打字来表达自己丰富的内心世界的无口语孤独症人士。

蒂托通过非常详细的描写，写出了自己扭曲和混乱的视觉认知，也写出了思维和行为的分离。他无法控制自己的拍手行为，因为他的意识和身体不能很好地配合为一体。人的大脑中有一些功能回路，如认识颜色、形状和物体运动，这些回路需要协同运作来形成完整的图像。蒂托描写的视觉认知表明，他的这些大脑回路不能协同工作，他可能会先看到一个物体的颜色，之后认识到物体的形状。对帮助无口语孤独症人士的父母和教师，我强烈建议他们参考蒂托写的书《嘴巴不动，我怎么对你说？》（*How Can I Talk if My Lips Don't Move*）。另外两本让我们认识无口语孤独症人士内心世界的书是《我想飞进天空》（*The Reason I Jump*），作者是东田直树，以及《凯丽的心声》（*Carly's Voice*）。这三位孤独症人士都可以无辅助地使用键盘，而那些需要他人扶着胳膊才能使用键盘的人，我们很难分辨到底谁是文字的作者。

在这个社会中，我们用语言来衡量人的智力，聪明人是那些会良好运用语言的人，能够比大多数人更好地运用语言来表达自己的人被认为是有智慧的人，不能很好地表达的人被认为是笨蛋。我们很难静下心来思考，语言障碍是和口腔运动功能相关，还是和智力相关？我们往往直觉上就认定无口语就是智力障碍。面对那些可怜的、不能说话的孩子和成人，我们脑海中会出现这样伤人的念头：他们没有智力，所以也没有什么可表达的。

在孤独症圈子里这种看法的确存在。我们假设那些无口语的人，特别是一出生就无口语的孩子，他们的认知能力肯定很有限。不少专家认为孤独症群体里 75% 的人伴随智力障碍，这是依据他们的智商测验分数判定的。这就产生了一个恶性循环，我们对他们的期望值一开始就很低，从而使他们得不到机会去学习；我们不激励他们学习，因为我们已经判定他们不能学习；我们用那些不适合他们的智商测试题来测试他们的智商，然后认为他们的分数就证明了他们有智力障碍。

我们需要重新认识无口语孤独症群体，也许我们在过去二十多年里对他们的偏见和教育方式需要修正，或者那些认识可能根本就是错误的。幸运的是，有一些孤独症谱系圈子里的专业人士也在致力于发掘无口语孤独症人士的潜在能力，他们的研究结果表明，潜在能力是可能存在的。专家们曾经认为，孤独症群体里 50% 的人无法说话，而密西根大学（University of Michigan）的孤独症研究权威专家凯瑟琳·洛德（Catherine Lord）建议我们修正这个数据。2004 年的研究结果表明，在 2 岁开始被确诊和训练的孩子中，只有 14% 的孩子到 9 岁还不会说话，其中 35%~45% 的孩子能够流利地说话。

通过蒂托、凯丽、东田直树和其他一些人，我们最近对无口语孤独症人士的了解开始增多。他们走到前台，写下他们丰富的内心世界，表现他们的能力，一点一滴地来推翻我们原来的片面认识——不会说话不代表没有话要说。通过越来越多的扩大和替代沟通设备（Augmentative and Alternative Communication Aid），我们发现很多无口语孤独症人士从小就开始自己学习阅读，其中一些人能掌握多种语言。他们对周围环境有高度的觉察，自学了很多东西，远远超出父母和教师的想象，不能工作的是他们的身体，而不是他们的心智。

凯丽说她很难屏蔽掉环境中的感觉信息，在她无法控制的身体中，封闭着一个具有正常思维却无法表达的青少年女生。东田直树说他经常为自己无法控制的行为感到尴尬。蒂托和凯丽都需要花费巨大的努力来屏蔽外界刺激，以便保持注意力。当我采访蒂托的时候，他只能回答我3个问题，之后就感到过度疲惫，需要休息。平板电脑帮助了很多无口语孤独症人士。他们在平板电脑上打字更方便，因为他们可以同时看到键盘和文字，不需要在物理键盘和屏幕之间转移视线。对存在视觉障碍的人来说，转移视线本身就很困难。

这些人有很多话要说。阿曼达·巴格斯（Amanda Baggs）是其中的一位，在一段9分钟的视频《我的语言》（*In My Language*）[1]中，她向观众描述了她的视角。在一开始，她滚来滚去，在大玻璃窗前拍手，做一系列奇怪的重复动作，伴随着嗡嗡声，她拍打她的项链，用一张纸拍打窗户，手指在计算机键盘上滑动，用一个金属片敲击门把手。之后一行字出现在屏幕上："我来翻译。"这位27岁的无口语孤独症女士，用令人惊讶的文字描述了她的想法和行为。她说这些接触、品尝、闻味的体验如何提供给她与环境保持交流的基础。她对我们看待无口语孤独症人士的传统想法提出挑战，让我们无法忽视她的表达。我是为她喝彩的人之一，无口语孤独症人士最终能让我们了解他们眼中世界的意义，这只是一个时间问题。

如果我们想帮助无口语孤独症人士学习，我们必须准确了解他们的能力水平和困难，不要根据他们的语言能力或智商分数，自动假设他们的认知和思维能力低下。严重的孤独症人士的确会伴随智力障碍，但这个比例也许比我们目前认为的要小。当无口语孤独症人士学会使用其他方法表达之后，他们的生活会发生巨大变化。蒂托告诉我，在他能够打字之前，他的生活一片空白。那些无口语孤独症人士仿佛是被锁住了，

---

[1] 译注：该段视频2007年上传于Youtube网站（www.youtube.com）。

正常的心智被锁在无法控制的感觉和行为系统之内。他们与有口语的孤独症谱系障碍人士存在很大差异。有口语的孤独症人士可能更缺乏社交—情感关联，而可以通过打字来表达的无口语孤独症人士具有相对正常的情感系统，但被一个失常的感觉系统封锁了。在第三章，我们讨论过很多有关感觉问题的内容，读者也可以参考我写的《孤独症大脑》一书。

信息的缓慢加工

对很多无口语和有其他障碍的孤独症谱系障碍人士而言，他们大脑加工信息的过程非常缓慢，他们接收信息的通道可能很少，或者他们大脑的链接就像老式的拨号上网方式，而不是宽带。他们需要更多的时间从一个任务转换到另一个任务。在孤独症和其他发育障碍中，注意力转换缓慢是一个典型特征，而无口语孤独症人士要比其他轻度的孤独症人士转换更慢。在洛娜·金（Lorna King）[1]的演讲中，她提醒参加会议的作业治疗师们，要注意一个叫作"剪切"（clipping）的现象，这会发生在有口语和无口语的孤独症人士中。因为注意力转换非常慢，他们可能会无法听到老师讲话的大部分内容。当学生的兴趣必须从一个任务转移到另一个任务的时候，这种情况最可能发生。例如，我如果对一个正在玩玩具的孩子说："果汁在桌子上。"他可能只听到"在桌上"。为了避免这一情况，父母或教师必须首先把孩子的注意力吸引过来，比如，先说"汤米（Tommy），我要告诉你一件事"，然后再把更重要的信息传递过去。这样，如果前面那句话有一半被"剪切"掉也没有关系，因为现在信息输入通道已经被打开，关于果汁的句子就可以进入了。

恐惧是最主要的情感

所有行为的产生都有原因。当无口语人士发脾气的时候，恐惧往往是主要原因。有 fMRI 研究证实，感觉过度敏感与大脑杏仁核的活跃度相关。在我自己的经历中，夜晚如果外面有一点高频的声音，都会让我很恐慌。我二十多岁的时候经常恐慌到感觉心都要跳出来，后来通过

---

① 译注：洛娜·金，感统训练的先驱。

服用抗抑郁症药物得到控制。用认知和行为方法来减缓巨大的恐惧感对我不起作用。其他人的报告也表明，某些声音和感觉会带来恐惧。最近一个在犹他大学（University of Utah）做的大脑扫描研究表明，我的杏仁核比普通人要大，这可能解释了我为什么有很强的恐惧反应。如果无口语人士的学习能力有缺陷，那么，哪怕是无害的环境，如某个房间或某个人，都可能让他们将这个环境与有害的东西联系在一起，如烟雾报警器。在某些情况下，当烟雾报警器声音停止之后，他们很可能会把这一恐怖的声音和正在注视的某一物体联系在一起，如果他正好在看老师的蓝外衣，他可能就会发展出对蓝外衣的恐惧。我知道这听起来挺奇怪，但在动物中，这种恐惧关联行为的情况非常多。被汽车撞了的狗通常不会害怕所有的汽车，而是害怕那次撞车的地点。如果我们能找出它们意识中事物之间的联系，就可以移走让它们恐惧的物体。对于恐惧的记忆，我在另一本书《我们为什么不说话：动物的行为、情感、思维与非凡才能》（*Animals in Translation: Using the Mysteries of Autism to Decode Animal Behavior*）里有详细的说明。

当接触新事物的时候，严重的孤独症人士通常会表现出恐慌。一个惊喜的生日聚会对他们来说是很可怕的，而且他们没有愉悦感。我们最好让他们慢慢适应生日聚会的环境，在家先熟悉旗帜和气球，再出门参加盛会，就像我们需要让马慢慢适应马术会上的新鲜事物一样。严重的孤独症人士可以学着喜欢新的东西，慢慢接近和触摸，用他们自己的节奏和意愿。一些无口语人士通过接触、闻味道和品尝来接近新的东西，他们需要在合适的环境中慢慢体验，因为在超市舔一样东西是不合适的行为。无口语人士通常只在特定的条件下才能通过特定的活动学习新事物，例如，如果一个人不想品尝新食物，他就可能需要先摸一下。但要注意的是，这些活动不要在餐桌上进行，因为这不是合适的餐桌礼仪。

自伤行为

一些无口语孤独症人士，甚至一些说话流利的孩子，会经常撞头或者咬自己。从孤独症谱系障碍人士的一些自白来看，很多自伤行为

（Self-Injurious Behavior, SIB）来源于感觉问题，一些孩子可能是因为感觉迟钝（缺乏感觉输入），而不是过度敏感（输入信息过多），虽然过度敏感在孤独症谱系障碍中更常见。在一些案例中，孤独症谱系障碍人士没有意识到他们在自伤，因为他们的触觉和本体觉都有问题。比如，当他们累或烦躁的时候，他们无法感觉到脚和地板的接触，或者无法感知他们坐在教室的椅子上，所以他们在椅子上蹦来蹦去以达到感觉输入的效果，并获得安全感。

洛娜·金发现自伤的孩子感觉不到疼痛。这些孩子会刺伤皮肤直到看见血，然后用血来画画，因为他们的感官接收系统没有触觉、痛觉感受。在金让孩子做帮助平和的感觉训练活动时，如深度压力和慢慢摇动，疼痛的感觉就出现了。她也看到过孩子一开始使劲地撞头，后来认识到这样做会伤害到自己，就停止了。你可以尝试上一章提到的"丰富环境训练"，同时施加不同的嗅觉和触觉刺激，还可以参见本章《解决无口语孤独症行为问题》一文中有关隐藏的医疗疼痛问题会导致自伤的论述。阿片类阻断药物对一些严重的自伤人士会有帮助。你可以在电子版的参考资料中参考加利福尼亚大学的桑德曼（Sandman）博士和肯普（Kemp）博士的文章。

控制自伤行为最有效的办法是制订一个整体方案，这需要结合行为分析、感统训练、常规药物治疗及生物干预方法，如禁食和补剂。很多人对待自伤干预的最大错误是认为单一方法能够起作用，一些人试图只用行为疗法而忽略药物的作用，而另一些人只依赖药物而不管其他。任何单一的干预方法都是错误的，单用药物治疗可能会导致孩子成为一个昏昏欲睡的"药物僵尸"；单做行为训练，而不考虑降低神经系统的亢奋，会带来孩子长期抵抗的心理。

无口语人士是否理解讲话

在某些情况下，无口语人士可能会接受语言，即他们在某些情况下能听懂对方在说什么，而在其他情况下却不能。无口语人士也许能够看出父母和教师行为中微妙的变化。有一个人告诉我，他的孩子有第六感觉，因为当妈妈在去拿车钥匙和钱包之前，他就已经在门口等着了。

这应当是那个孩子能够觉察到妈妈在拿车钥匙和钱包之前的某些行为变化，知道要出门了。在一些快速反应的游戏中，如扔报纸，如果孩子有严重的视觉加工问题，他可以通过听到报纸扔进垃圾桶的声音来回应。

在一些情况下，无口语人士可能会对手势而不是有声语言做出反应。如果你指向果汁，或者把你的头转向那里，他们就理解了你的行为。一种测试接受性语言的方式是让他们做一些奇怪的事情，比如，让一个孩子把他的书放到椅子上，看他们能否理解。一些无口语孤独症人士不能理解口语，但他们可以学会阅读，并用打字来表达自己的想法。他们的口语回路可能受到损害，但书面语言回路并没有受到损害。

被封闭的社交青少年

（选自 2012 年 9—10 月刊）

一些孤独症谱系障碍人士小时候的表现被认为是倾向于低功能的，但后来人们发现是良好的意识被封闭在他们无法控制的功能失调的身体里。凯丽·弗莱希曼（Carly Fleischmann）小的时候没有表现出任何能力，她没有口语、每时每刻都在动、破坏东西、自己坐着晃来晃去。唯一能吸引她的只有薯片。当她第一次见到一按图片就发出声音的仪器的时候，她马上就学会怎么用了，但每当她需要按上厕所的图片时，她总是控制不住去按薯片的图片，因为薯片的图片更吸引人。

有些时候，教师会低估学生的能力。一位教师曾经想删去凯丽交流设备中的键盘功能。如果真的删去了，凯丽的父母就可能永远不会知道凯丽会拼写。有一天，凯丽打出"帮帮忙，我牙疼"，这件事发生之后，治疗师在新的训练计划中增加了教凯丽更多单词的内容。家里的每件东西都被标注上名称。虽然从小到大凯丽看上去没注意过身边的任何事情，但实际上她接收到的信息还不少。

随着识字能力的提高，凯丽说打字需要她付出很大的努力，她极度焦虑，通常只在熟人面前才用打字来交流。目前，凯丽可以独自打字，而且进入了当地公立高中的超常班。对她而言，控制身体安静地坐着是非常困难的。和我不同，凯丽对男孩子很感兴趣，她也喜欢电影明星和其他一切令青春期女孩着迷的东西。当她接受国家电视台采访的时候，她努力让自己保持安静，不要失控。她说如果摄影师是帅哥，那她控制起来会更容易。对凯丽来说，孤独症这个标签无法证明她到底是什么样的人，她希望有一天科学可以解决她的大脑和身体的失联问题，让她恢复正常的活动。

感觉的轰炸

如果凯丽是视觉思考者，那我能想象到所有图像一股脑地冲进来的感觉。我可以控制图像进入意识的次序和速度，而凯丽不行。对她来说，屏蔽掉环境中的背景信息非常困难，以至于她很难理解对方在说什么。

凯丽清晰地解释了感觉刺激如何进入她的意识，这让她很难听懂对话。凯丽写道："每句话中，我一般只能听到一两个单词，不同的感觉刺激像瀑布一样，一波一波地堵住了对话进入的通道。"能成功运用屏蔽能力的场合对她而言是很少的，她的屏蔽能力很容易达到极限。比如，她在安静的咖啡馆和人交流，微弱的背景噪声和视觉刺激可以被屏蔽掉。这时，只要有一个喷了很浓的香水的人经过她的桌旁，她的屏蔽能力就失效了。之前可以被屏蔽掉的咖啡机的声音、大门开合的样子，就统统冲进了她的大脑，堵塞了对话通道。

如果环境刺激很少，凯丽还可以运用屏蔽系统过滤掉背景感觉刺激，而一旦她的屏蔽系统超过极限，所有感觉刺激就会瀑布式地冲进大脑，把一切信息搞乱。这时，她就没办法控制情绪了。

为了能够在日常生活中控制自己的情绪和行为，凯丽不得不依赖药物和强大的意志力。在她小的时候，薯片是吸引她注意力的强化物。现在，能够参与到其他女孩感兴趣的活动中是她控制自己身体的动力来源。

到底什么是孤独症？

凯丽的故事让我们重新思考，到底什么是孤独症？对我而言，孤独症是我的一部分，我没有像凯丽那样强烈的社交愿望，没有改变我现在的大脑结构的渴望，也不想被"治愈"。在我们所说的孤独症谱系高功能一端，孤独症是大脑中社交回路的一种缺陷；而在孤独症谱系低功能一端，我们看到这样一些人，他们的社交意愿被自我封闭在无法正常工作的身体和感觉系统中。

我要提醒读者看清事实，并非所有低功能孤独症谱系障碍人士都像凯丽这样。父母和教师不要对无口语孤独症孩子轻易下结论，仔细观察孩子是否有一丝智慧的显现，这样也许就可以进一步发掘出孩子身上我们想象不到的才能。

一位优秀的教师应当有敏锐的直觉，
知道孩子应当被"推"多少才能有进步。

你问我答

（选自 2002 年 1—2 月刊）

父母和教师经常问我一些关于孩子的问题，下面就是我对一些常见问题的回答，希望能够对你的情况也有帮助。

问：我 9 岁的儿子和我在一起的时候表现良好，但是在学校里就经常会尖叫、踢人、撕书，这是为什么呢？

答：回想我 9 岁的时候，我认为保持家和学校规范的一致性可以防止发生这种问题。我那时候就知道，如果我在学校表现不好，回家就会有不好的后果等着我。比如，我在学校发脾气往往意味着晚上没有电视看（不能惩罚一个月不看电视，那对 9 岁的孩子来说就像是 5 年那样漫长）。所以当我回家的时候，如果妈妈平静地告诉我，老师刚打电话来，你今天表现不好没有电视看，我就明白规矩了。

在学校频繁产生行为问题还有很多可能的原因。最容易被忽略的原因是感觉问题，比如，来自荧光灯的刺激和噪声（如学校的铃声）。噪声让很多孤独症谱系障碍孩子感觉痛苦，一个孩子可能因为不知道什么时候火警铃声会响而在教室里烦躁不安。如果感觉问题确定不是行为问题的起因，那么，也有可能是这个孩子在测试大人的底线，就像很多其他 9 岁孩子会做的那样。你能坚持固定的规范在这种情况下很重要。最后还有一点，不是所有的孩子都喜欢学校，孩子可能仅仅是不想去上学。所以，坚持你的立场和期望会对孩子起作用，你需要告诉孩子，规则是什么，你希望他怎么做。

问：仪式化的刻板动作和强迫症行为有什么不同？

答：对孤独症孩子来说，刻板行为有很多不同的根源。我需要让沙子滑过我的手来减少噪声对耳朵的伤害，我想把世界关在外面，而玩沙子能做到这点。当然，幸好我的老师不允许我完全屏蔽外面的世界。另一种刻板行为的来源是感觉导致的，比如，一个孩子进到大型超市里就会突然开始拍手。还有一种来源是神经抽搐，它通常出现在无口语孤独症成人身上，在某些情况下他们的意识对行为没有控制能力。

强迫症的特征包括刻板行为，但是行为模式不那么简单。在非孤独症成人中，强迫症通常表现为频繁洗手，或者不停地去看门是不是锁了。一些研究者认为强迫症来源于大脑回路的某种异常，这导致强迫症人士对卫生程度和安全感的需求增加。这些古老的、原始的回路是人类和动物共有的。

其他孤独症典型刻板行为是坚持做一件事情，比如，我曾经一遍又一遍地重复同样的问题，我可以问祖父一百遍，天为什么是蓝的，因为我喜欢听他的回答。刻板行为和强迫症可能有某种联系，它们都可以通过服用类似氟西汀的药物来缓解。在我 31 岁开始吃抗抑郁症药物后，我的刻板行为就减少了很多。对我来说，抗抑郁症药物减少了焦虑感，而减少焦虑感就意味着减少了刻板的需求。从社会性的角度看，我也慢慢明白了为什么其他人对我总是问同一个问题的情况感到厌烦。

问：一位老师怎么知道他"推"孩子的做法能让孩子获得进步呢？

答：一位优秀的老师应当有敏锐的直觉，知道用多大的力来"推"孩子才能让孩子有进步，并能根据情况灵活调整。这种能力部分来自老师对孩子敏锐的观察，对孩子内心反应和外在环境变化之间的联系的关注。我的言语老师抬着我的下巴让我集中注意力，当我退回到自己世界的时候，她会把我随时喊出来。但如果她强迫得太狠，我就会发脾气；如果她强迫得不够，我就没有进步。老师必须一直温柔地坚持和尝试；因为我是一个感觉问题不太严重的孩子，所以她的紧盯式做法效果不错。

而面对有严重感觉问题的孩子，如果老师抬着他的下巴可能会让他进入感觉输入被切断的状态，而如果老师温和安静地说话，他可能进步更快。不同孩子的学习方式不一样，特别是孤独症谱系障碍的孩子，每个孩子都非常独特。对一种类型的孩子，可能大喊大叫更起作用；而对另一种孩子，老师则必须轻言细语。

孤独症儿童为什么有自我刺激行为?

（选自 2011 年 9—10 月刊）

大部分人都有自我刺激行为（Self-Stimulatory Behaviors）。比如，我们会不自觉地捻起一缕头发或敲一杆铅笔。可以接受的和不可以接受的自我刺激行为的区别在于行为的类型和重复的强度。

当我一遍又一遍地让沙子从指间滑下，我会感觉平静下来。做自我刺激行为的时候，我会感觉那些伤害到我的声音消失了。很多孤独症谱系障碍孩子做自我刺激行为的目的是让自己感觉舒服，做这些行为可以抵消超过感觉负荷的环境刺激，或者减缓日常生活中体验到的高度焦虑。孤独症谱系障碍孩子的自我刺激行为包括：摇晃身体、拍手、转圈、转动物品（如硬币）、踮着脚尖走路、打自己或者重复一些单词。如果这些行为无法得到控制，在不适当的场合过度重复，并且严重妨碍了孩子参与社交性互动，那么这些行为就成为了需要被干预的行为问题。

父母和教师经常问我的一个问题是："我们可以允许孩子有自我刺激行为吗？"我的回答是："可以，也不可以。"

小时候，午饭后的一小时和晚饭后的一小段时间，我可以在我的私人空间里自由地做任何自我刺激行为，而在其他的时间和场合这是不允许的。在餐桌上，在商店和教堂里，任何自我刺激行为都是被禁止的。我认为，对孤独症谱系障碍儿童来说，他们可以有一定的私人时间和空间做他们喜欢的行为。如果环境刺激太强，他们就需要做自我刺激行为使自己平静下来。对更严重的孤独症谱系障碍儿童来说，我们不妨将自我刺激行为作为他们的强化物。他们保持注意力的时间可能非常短，需要不时通过做自我刺激行为来调整神经系统，以便能够重新集中注意力。

三种类型的重复行为

不是所有重复行为都属于自我刺激行为，我们需要通过行为背后的原因来判定。

（1）**自我刺激行为**。这类行为能让孩子感到安慰，并帮助他们重新获得情感上的平衡。但如果我们放任这类行为，孩子就会整天待在舒适区中，而不去尝试做其他事情。他们的大脑不再关注外界的任何刺激，不再学习。给予 2~5 岁的孩子一定的时间做自我刺激行为是可以的，但在其他时间里，必须保证他们每天和教师进行 3~4 小时一对一的干预，这样他们的大脑才能获得足够的信息，使他们学习、进步。

（2）**不由自主的身体动作**。这类动作同自我刺激行为类似，但通常是由抽动秽语综合征（Touretle Syndrome）或迟发性运动障碍（Tardive Dyskinesia）引起的，这是一种抗精神病药物（如利培酮、富马酸喹硫平或阿立哌唑）的副作用。这些药物可能会造成暂时或永久的神经损伤，导致不可控制的重复行为。虽然美国食品药品监督管理局（Food and Drug Administration, FDA）审核通过了这些药物，甚至小到 5 岁的儿童都可以服用，但导致神经损伤和体重剧增的副作用使得这些药物并非儿童的最佳选择。我建议家长首先尝试更温和的禁食和补剂疗法。

（3）**感觉超负荷导致的情绪失控行为**。孩子情绪失控时，通常会伴随重复行为，如踢腿或拍打。这时最好的解决办法是把孩子带到安静的地方，让他们平静下来。情绪失控时，任何说教都是无效的。小时候，妈妈通常是等我安静下来之后，才平静地告诉我今天晚上没有电视看了。

我们要根据孩子出现自我刺激行为的不同原因使用不同的干预方式，比如，用 ABA、环境改变或感觉治疗等方法帮助孩子缓解和改善自我刺激行为。父母可以教孩子用可接受的行为替代不合适的自我刺激行为，比如，在孩子的口袋里或者手上放一个可挤压的小球来代替拍手。

当我问他，在学会打字之前他的生活是怎样的，他写道："空白。"

生活在感觉混乱世界中的蒂托

（选自 2005 年 5—6 月刊）

在前面文章中，我讨论了在孤独症训练计划中纳入感统训练的重要性。在这篇文章里，一个活生生的例子告诉我们，一位具有严重感觉障碍的孩子到底能够走多远。

我初次见到蒂托是在一个安静的医学图书馆。他就像其他无口语低功能的孤独症青少年一样，进入房间后，选了一本明黄色的杂志，闻了闻，然后开始在房间里跑圈和拍手。

他妈妈把他拉到我坐的电脑桌前，告诉我可以问蒂托几个关于孤独症的问题。我告诉他妈妈，我想问蒂托一些其他问题，和他记忆中的问题答案无关的问题。于是，我从旁边的一摞杂志下面，拿出一本过期的《科学美国人》（*Scientific American*）。浏览杂志时，我看到一幅宇航员骑马的图，就指给蒂托，他马上在电脑上打出"阿波罗 II 号在马上"。这次交流让我坚信蒂托的心智能力相当不错，只是其他功能不那么好。

在最近一次加拿大孤独症会议上，我又有机会和蒂托交流。在我们的谈话中，他妈妈需要在一边辅助他，让他能集中注意力在电脑上回答我的问题。我很好奇他的感觉系统，所以问他的视觉是什么样的。他说，他看到碎片状的颜色、形状和运动状态。那应当是比唐娜·威廉姆斯的情况还要严重的碎片视知觉。当我问他，在学会打字之前他的生活是怎样的，他写道："空白。"如果没有他妈妈在一边辅助，蒂托集中注意力的时间会非常短，可能只打出一小段字句就因感觉超负荷而逃跑了。

像蒂托体验的这种视觉信息加工困难，埃里克·库尔希斯内（Eric Courchesne）博士[1] 说可能来源于大脑中的异常链接。大脑有 3 种视觉

---

[1] 译注：埃里克·库尔希斯内博士，加利福尼亚大学圣地亚哥分校医学院神经科学教授，主要致力于孤独症的大脑结构和功能的研究。

信息加工回路，分别对应颜色、形状和运动。在正常的大脑中，这些回路需要一起协作，把 3 种视觉信息合成稳定的图像，而研究表明，在孤独症案例中缺乏三者之间的联系。埃里克·库尔希斯内博士认为，在孤独症人士的大脑中，联系大脑不同区域的大型神经通道发育异常。他认为孤独症是一种根源于异常链接的神经系统障碍。

不是所有的无口语孤独症人士都像蒂托一样，他是一个突出的案例。种种迹象表明，他的大脑对外来的信息碎片无法进行链接整合。因此，父母和专家必须用不同的交流方式和无口语孤独症人士进行社交性互动，如利用键盘交流。如果在无口语人士小时候我们就能发现与他们交流的方法，另一个蒂托的生活就不会是空白的了。

> 蒂托·穆霍帕德耶（Tito Mukhopadhyay），1989 年出生，3 岁时被确诊为严重孤独症。他的妈妈索玛（Soma）拒绝接受常规的说法，也就是她不接受她的儿子和世界永远不会有交流的说法。她给他读书，教他写字，最终他写出了自己的故事，就是下面这一惊人的成就，他的第一本书：《心灵之树：打破孤独症寂静世界的神奇孩子》（*The Mind Tree: A Miraculous Child Breaks the Silence of Autism*），书中收集了蒂托 8~11 岁的作品，那是一些思想深入，散发着哲学光芒的文章，描述了在无边困境下的成长经历和禁闭在一个孤独症身体之中的心灵。蒂托的另一本书，《嘴巴不动，我怎么对你说？》描述和分析了他如何生活在感觉碎片化的世界中。

> 另一本神奇的书是《我想飞进天空》，作者是东田直树。无口语孤独症人士身边的人都应当看看这些书，它们会让你更深刻地理解无口语孤独症人士面对的奇怪世界。

如果我们能更多地了解严重孤独症人士的内心世界，我们就能更好、更准确地判定他们的能力，帮助他们发展潜能。

理解无口语孤独症人士的内心世界

（选自 2009 年 3—4 月刊）

　　虽然在过去几年，我们在理解高功能孤独症谱系障碍方面取得了很大的进展，但我们对低功能的孤独症了解还相当少。2007 年，严重的孤独症人士蒂托·穆霍帕德耶写了名为《心灵之树》的书，为我们展现了一位无口语严重孤独症男孩的内心世界。蒂托的新书《嘴巴不动，我怎么对你说？》也同样令人惊叹，这本书信息量丰富，适合每一位帮助无口语孤独症群体的人阅读。

相信他们的智力水平

　　蒂托的妈妈索玛是一位聪明的老师。她发明了一系列创新的教育方法来教无口语、孤独症特征严重的儿子写作和无辅助地打字。从一开始，索玛就假设蒂托不是傻子，她为年幼的儿子开发了很多有趣的活动。她坚持给他阅读，包括儿童书籍和成人书籍，如柏拉图、济慈的书，历史书和几何书。在陪儿子玩秋千的时候，她给他讲解摆动物体的物理学原理。她还带他去很多有趣的地方，如露天市场、很多人的家和火车站等。虽然蒂托有着低功能孤独症孩子的所有典型特征，但他吸收了大量知识。索玛仿佛本能地知道她需要给儿子的大脑灌输信息。

感觉混乱和恐慌

　　蒂托的感觉世界一片混乱，包括混乱的颜色、声音和气味。听觉是他的主要输入感觉。妈妈为他朗读的声音在混乱的世界中是他最熟悉、最安全的感觉来源。生活中任何一点点变化都会让他感觉恐慌，导致他大发脾气。蒂托描述他喜欢不停地开关灯，这是因为他要在混乱的感觉超负荷和感觉混乱碎片中找出一些有规律的事情来做。蒂托的感觉是单通道的，也就是说他一个时间只能关注一种感觉。如果他需要同时听和看，信息就不可能都被接收进来。他最好的学习时间是在感觉最不累的早上。

任何新的东西都可能给蒂托带来恐惧，因为对新事物的视觉、听觉和触觉体验可能会过于强烈，导致他感觉超负荷和恐慌。所以，索玛每次介绍给蒂托新事物的时候都很小心，会让蒂托可以慢慢来学习忍受它们。当蒂托感觉已超过忍受极限，他说拍手能够让他很快平静下来，并感觉愉快。但索玛不会允许他一整天都在拍手，因为那样他就学不到什么新东西了。通常索玛可以允许他进行轻微的自我刺激行为，因为那容易让他平静下来。

蒂托不喜欢做了一半的任务

索玛摸索出如何教会蒂托学习自己完成任务的方法，她把一件任务分解成几个步骤，先帮助蒂托做一部分，然后鼓励他自己做完剩余的部分，因为蒂托不喜欢把事情只做一半。比如，她手把手地教他穿衣服、穿鞋和握铅笔。蒂托通过触觉得到的信息比视觉得到的更可靠。为了教会蒂托穿 T 恤衫，索玛把着蒂托的手做出所有的动作，然后慢慢地增加让蒂托自己来完成的步骤。例如，不把他的手完全伸出袖子，或者衣服穿到身体的一半，蒂托必须自己完成剩下的动作。这些教学任务需要索玛缓慢地教好几个月，蒂托才能记住整个任务。

命名困难

如果让一位心理学家给蒂托做测试，那么这位心理学家可能会错误地认为蒂托不能命名常见的物体。实际上蒂托可以，只不过用的是一种绕弯的联系方式，因为他的思维就是这样将物体和名称联系起来的。为了复述一个物体的名称，他必须先花时间找到记忆中定义这个词的内容，写下那些定义，帮助他激活记忆来找到名称。例如，当我们给他出示一朵花的图片时，他不能简单地写下"花"，他必须先写"植物上柔软的瓣状部分叫作'花'"。蒂托可以默写下"花"的定义，说明他理解了"瓣状"这个形状。索玛经常给他看不同的有趣的事物，并指给他各个部分的名称。

蒂托的书会带给父母、教师和其他帮助无口语孤独症群体的人们一种来自个人内心的直接感受，使他们能更有效地服务这一人群。马萨诸塞中心医院（Massachusetts General Hospital）的神经科医生玛格丽特·鲍曼（Margaret Bauman）博士强调说，我们原来一直错误地假设75% 的无口语孤独症人士有智力障碍。如果我们能更多地了解严重孤独症人士的内心世界，便能更好、更准确地判定他们的能力，帮助他们开发潜能。

如果我们没有和孩子建立起交流渠道，他就只能依赖行为去表达。

解决无口语孤独症人士的行为问题

（选自 2005 年 5—6 月刊）

无口语孤独症人士的行为问题通常很难解决，因为他们不能说出他的感受，但我们要记住，所有行为本质上都是一种交流。作为父母、教师和养护者，你必须学习成为一个好的观察者，来摸索无口语孤独症人士行为背后的原因。

一位无口语孤独症人士如果平时非常安静，但突然变得暴躁，经常发脾气，那么第一个需要考虑的原因是，他是否得了病。这种情况常见于中耳炎、牙疼、淋巴感染、胃肠问题、胃酸反流（烧心）和便秘。你需要仔细观察，他们可能会频繁触摸自己身上不舒服的地方，或者回避某些自己原来喜欢吃的食物，或者出现睡眠紊乱。胃酸反流对孤独症谱系障碍人士来说很常见，而胃疼难忍的感觉可以解释他们为什么不想躺下或安静地坐着。

感觉超负荷是导致行为爆发的第二个原因，而且非常常见。孤独症人士在沃尔玛或其他拥挤的商店里发脾气，通常是因为他们感觉超负荷了。在学校里，一大堆学生集中的场合也是导致孤独症人士发脾气的根源，如课间休息的走廊、食堂和会场。其他一些容易造成感觉刺激的因素有荧光灯的闪烁，强烈的香水或古龙水味道和其他强烈气味（学校食堂的味道，商店里蛋糕区和海鲜区的味道，餐馆里厨房的味道等），还有高频的声音，如购物车轮子的吱吱声、商店的广告喇叭声或火警报警声。一个曾经受过某种刺激惊吓的孩子可能会对该刺激留有深刻的记忆，如害怕再次走进同一个商店或房间。原来他喜欢的东西也可能因为某一次和有害的东西放在一起，被留在受惊吓的记忆中而变得不喜欢了。很少干扰到普通人群的声音、气味和质地，对某些孤独症人士来说就好像牙钻碰到神经的痛苦感觉。我很难忍受粗糙的布料。对皮肤更敏感的人来说，粗糙的毛衣、坚挺的新衣服或者衣服上的缝线都会给他们带来痛苦的感觉，甚至就连换新牌子的袜子他们都会感觉好像走在砂纸上一样。

如果我们能完全排除隐藏的疾病和感觉问题，剩下的大哭大闹就是纯行为问题了。大发脾气、打人、情绪失控等纯行为问题，有三个主要的根源：①因为无法交流导致的烦躁；②需要被关注；③逃避不想做的任务。

解读一个行为背后的动机非常重要，一旦我们找到动机，解决方法就显而易见了。但如果我们找不准根源，哪怕我们消除了一种不良行为，由于内在的需求依然存在，新的类似的不良行为就又会发展出来。比如，如果孩子需要亲人关注，那么我们就可以通过忽略手法很有效地消除他表现出来的不良行为，同时，我们需要教给他正确的表达方式；如果我们在孩子需要帮助但又无法通过口头表达而出现烦躁行为时还是用忽略手法来消除这种行为表达，就有可能造成严重后果。要解决这类因无法交流而导致的行为问题，我们可以采用多种教学手段，包括学习手语，使用辅助交流工具，以及学习合适的互动方法来表达需要或说"不"。

详细写观察日记是探索行为背后根源的好办法。一个无口语男孩如果在车上一看到麦当劳就对着他妈妈尖叫，那就说明很长时间以来，他发现尖叫的行为对他妈妈管用，每次只要一叫，妈妈就会带他去。而当他爸爸开车的时候，他就从来不尖叫，因为他从经验中知道那不管用。

无口语孤独症人士因无法交流而导致烦躁行为发生的情况非常普遍，我们必须要教会他们找到一个表达自己需求的方式。如果我们没有和孩子建立起交流渠道，那么他们唯一能够表达自己的方式就是行为。我还记得我小时候因为不想戴帽子而尖叫的样子，因为我没有其他表达不满的方法，也没办法为自己解释，那个帽子让我感觉特别不舒服。

对大多数孤独症谱系障碍人士来说，结构化的生活会给他们带来平静感，而突变会带来焦虑，他们非常需要知道下面会发生什么。有些人的感觉信息加工系统功能紊乱，导致他们可以依赖的信息输入来源

（碎片化不严重的）只可能是触觉和嗅觉。如果视觉和听觉系统给他们带来混乱的外界信息，他们就会更多依赖于触觉。这就是为什么很多无口语孤独症人士像盲人用盲杖敲打路面一样，喜欢到处敲打物品。因为这样的信息输入可以让他们的神经系统感觉稳定、平静。这也解释了为什么某些孤独症人士具有刻板行为的特征。一遍一遍重复做事带来的连续性可以给神经系统同样的感觉，让他们在变化纷繁的世界中找到一个平抑焦虑感的渠道。

因为很多无口语孤独症人士的视觉信息加工有问题，图片交换沟通系统（Picture Exchange Communication System, PECS）可能对他们不起作用。在一个团体家庭（group home）中，用触觉日程表代替图片日程表大大减少了孩子们大发脾气的频率。在早餐前 10 分钟，老师会发给他们勺子，而在洗澡前 10 分钟，会发给他们毛巾。发给他们可以触摸的相关物品之后老师告诉他们将要发生什么，而 10 分钟的准备时间可以让他们的大脑充分进行感觉信息加工。

科学研究还清楚地表明，有规律的锻炼可以降低焦虑感和减少刻板行为。在另一个团体家庭中，进行大量的体育锻炼也被证明有助于减少孩子们的行为问题。

一些无口语孤独症谱系障碍的青少年和成人可能需要通过服用药品来缓解焦虑感和压力感，以便其他行为干预训练项目顺利进行。整体、综合的考虑是必要的，有时，在训练项目之外辅以小剂量的常规药物，并结合可靠的禁食和其他生物疗法，会比任何单一训练和治疗方案有更好的效果。

严重孤独症人士的完整任务式教学

（选自 2007 年 9—10 月刊）

对无口语孤独症人士的标准教育方法是提供图片流程教学，也就是利用图片分解行为步骤，教会他们类似穿衣、做饭等技能。这种方法对很多人来说很有效，但也有一些人很难把不同的步骤连接起来，完成一个整体任务。学习一个简单的任务，如做三明治，他们需要看其他人演示整个过程，不可以忽略任何一个步骤。他们如果没有看到把第二片面包放在一片面包的花生酱上面的演示，就不会从头开始做任何一个步骤，因为他们没有从整体上理解任务的意义。做三明治是一个容易学会的任务，因为当所有步骤完成时，任务就结束了，也就做好了一个完整的三明治，而且对孤独症人士来说三明治是个具体而有意义的物体。

完整任务式教学的思路在训练大小便控制上会遇到问题。一个有严重孤独症的孩子在接受大小便训练时，可能不清楚大小便行为和便盆这一物体之间的关系。虽然图片可以显示在大小便行为之后便盆里面有排泄物，但是图片没有显示排泄物是怎么进去的。教孩子大便往往比教小便要困难，因为孩子们能直接看到小便是怎样从身体里出来到便盆里去的，特别是男孩，当然女孩也能自己观察到，但大便就不那么容易看到了。如果老师无法演示大便出来的具体步骤，那这些孩子往往就不知道应当做什么。

进一步来说，普通人往往会很自然地认为利用图片步骤就可以帮助这些有严重孤独症的孩子或成人把身体排泄物和便盆联系起来。但是对很多人来说，这个关联不算直接，不会那么容易就在大脑中形成，尤其是那些具有严重感觉问题的个体，他们可能无法感知到小便和大便即将排出或已经排出。要想成功教好大小便这个任务，那么很多情况下我们还需要一些中间步骤。

有时候，完全用图片演示整个任务也不足以帮助严重的孤独症人士，因为他们有严重的视觉信息加工问题，必须通过触觉才能学习。治疗师如果要教一个孩子怎么滑滑梯，就必须手把手地带着这个孩子做完全程，不要落下任何一个动作。这个孩子首先要学习怎么爬上梯子，然后学习怎么从滑梯上滑下来。在整个过程中，治疗师都需要站在这个孩子背后，指挥他的手和脚运行整个流程，爬上梯子、走路、坐下，然后滑下。

治疗师也可以用同样的办法教孩子穿鞋。治疗师要手把手地指导孩子用手去接触自己的脚腕和脚，然后理解脚和鞋的关系，再手把手地教他们把脚伸进鞋里，让他们通过触觉体会整个过程，建立起认知。蒂托在他的新书《嘴巴不动，我怎么对你说？》里面描述了他是如何学习穿 T 恤衫的。他的妈妈很慢很慢地把衣服套在他身上，让他感觉手怎么伸进袖子，头怎么慢慢地从领口伸出来。如果套衣服套得太快，这些触觉信息就无法完整反馈到大脑，他就无法认识到整个过程。

我们可以教会严重的孤独症人士完成不同的任务，但我们不要忘记那些阻碍他们学习的感觉问题。在很多情况下，他们由于相当严重的感觉问题，妨碍了他们接收必要信息的大部分内容，而这是普通人在无意识中就能学会的东西。完整任务式教学是以视觉和触觉为基础的分解式教育方法，能够为严重孤独症人士提供他们学习所需的额外信息。

系列丛书

书号	书名	作者	定价
	融合教育		
*9228	融合学校问题行为解决手册	[美]Beth Aune	30.00
*9318	融合教室问题行为解决手册		36.00
*9319	日常生活问题行为解决手册		39.00
*9210	资源教室建设方案与课程指导	王红霞	59.00
*9211	教学相长：特殊教育需要学生与教师的故事		39.00
*9212	巡回指导的理论与实践		49.00
9201	"你会爱上这个孩子的！"（第2版）	[美]Paula Kluth	98.00
*0013	融合教育学校教学与管理	彭霞光、杨希洁、冯雅静	49.00
9329	融合教育教材教法	吴淑美	59.00
9330	融合教育理论与实践		69.00
9497	孤独症谱系障碍学生课程融合（第2版）	[美]Gary Mesibov	59.00
8338	靠近另类学生：关系驱动型课堂实践	[美]Michael Marlow 等	36.00
*7809	特殊儿童随班就读师资培训用书	华国栋	49.00
8957	给他鲸鱼就好：巧用孤独症学生的兴趣和特长	[美]Paula Kluth	30.00
*0348	学校影子老师简明手册	[新加坡]廖越明 等	39.00
*8548	融合教育背景下特殊教育教师专业化培养	孙颖	88.00
*0078	遇见特殊需要学生：每位教师都应该知道的事		49.00
0433	培智学校康复训练评估与教学	孙颖、陆莎、王善峰	88.00
	生活技能		
*0130	孤独症和相关障碍儿童如厕训练指南（第2版）	[美]Maria Wheeler	49.00
*9463	发展性障碍儿童性教育教案集/配套练习册	[美] Glenn S. Quint 等	71.00
*9464	身体功能障碍儿童性教育教案集/配套练习册		103.00
*9215	孤独症谱系障碍儿童睡眠问题实用指南	[美]Terry Katz	39.00
*8987	特殊儿童安全技能发展指南	[美]Freda Briggs	42.00
*8743	智能障碍儿童性教育指南	[美]Terri Couwenhoven	68.00
*0206	迎接我的青春期：发育障碍男孩成长手册		29.00
*0205	迎接我的青春期：发育障碍女孩成长手册		29.00
*0363	孤独症谱系障碍儿童独立自主行为养成手册（第2版）	[美]Lynn E.McClannahan 等	49.00
	转衔|职场		
*0296	长大成人：孤独症谱系人士转衔指南	[加]Katharina Manassis	59.00
*0301	我也可以工作！青少年自信沟通手册	[美]Kirt Manecke	39.00
*0299	职场潜规则：孤独症及相关障碍人士职场社交指南	[美]Brenda Smith Myles 等	49.00

华 夏 特 教

书号	书名	作者	定价
	孤独症入门		
*0137	孤独症谱系障碍：家长及专业人员指南	[英]Lorna Wing	59.00
*9879	阿斯伯格综合征完全指南	[英]Tony Attwood	78.00
*9081	孤独症和相关沟通障碍儿童治疗与教育	[美]Gary B. Mesibov	49.00
*0157	影子老师实战指南	[日]吉野智富美	49.00
*0014	早期密集训练实战图解	[日]藤坂龙司 等	49.00
*0116	成人安置机构 ABA 实战指南	[日]村本净司	49.00
*0119	孤独症育儿百科：1001 个教学养育妙招（第 2 版）	[美]Ellen Notbohm	88.00
*0107	孤独症孩子希望你知道的十件事（第 3 版）		49.00
*9202	应用行为分析入门手册（第 2 版）	[美]Albert J. Kearney	39.00
*0356	应用行为分析和儿童行为管理（第 2 版）	郭延庆	88.00
	教养宝典		
*0149	孤独症儿童关键反应教学法（CPRT）	[美]Aubyn C. Stahmer 等	59.80
9991	做·看·听·说（第 2 版）	[美]Kathleen Ann Quill	98.00
8298	孤独症谱系障碍儿童关键反应训练（PRT）掌中宝	[美]Robert Koegel 等	39.00
9678	解决问题行为的视觉策略	[美]Linda A. Hodgdon	68.00
9681	促进沟通技能的视觉策略		59.00
*9496	地板时光：如何帮助孤独症及相关障碍儿童沟通与思考	[美]Stanley I. Greensp 等	68.00
*9348	特殊需要儿童的地板时光：如何促进儿童的智力和情绪发展		69.00
*9964	语言行为方法：如何教育孤独症及相关障碍儿童	[美]Mary Barbera 等	49.00
*0419	逆风起航：新手家长养育指南	[美]Mary Barbera	78.00
9852	孤独症儿童行为管理策略及行为治疗课程	[美]Ron Leaf 等	68.00
*8607	孤独症儿童早期干预丹佛模式（ESDM）	[美]Sally J.Rogers 等	78.00
*9489	孤独症儿童的行为教学	刘昊	49.00
*8958	孤独症儿童游戏与想象力（第 2 版）	[美]Pamela Wolfberg	59.00
*0293	孤独症儿童同伴游戏干预指南：以整合性游戏团体模式促进		88.00
9324	功能性行为评估及干预实用手册（第 3 版）	[美]Robert E. O'Neill 等	49.00
*0170	孤独症谱系障碍儿童视频示范实用指南	[美]Sarah Murray 等	49.00
*0177	孤独症谱系障碍儿童焦虑管理实用指南	[美]Christopher Lynch	49.00
8936	发育障碍儿童诊断与训练指导	[日]柚木馥、白崎研司	28.00
*0005	结构化教学的应用	于丹	69.00
*0402	孤独症及注意障碍人士执行功能提高手册	[美]Adel Najdowski	48.00
9203	行为导图：改善孤独症谱系或相关障碍人士行为的视觉支持	[美]Amy Buie 等	28.00

第五章　行为问题

Chapter 5 Behavior Issues

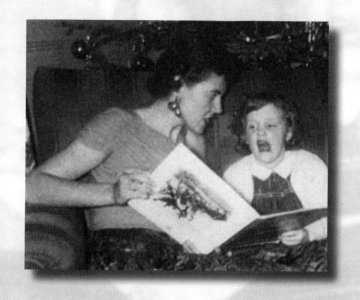

行为绝不会无中生有，行为是儿童与周围环境及环境中的人相互作用的最终反映。

在孤独症谱系圈子中，行为问题是父母和专家们谈论最广泛的话题。父母急切想了解如何在家里和社区处理孩子的行为问题。教师发现，在课堂上很难处理孤独症学生的行为问题，如果用常规办法对大发脾气的孤独症学生施加惩罚，往往会由于这些学生感觉超负荷、社会性不强，起不到惩罚效果。而普通成人因为和孤独症谱系障碍儿童的思维方式不同，感知觉不同，无法理解他们"不良"行为的源头和干预方法，使教育变得非常困难。负责教育孤独症谱系障碍儿童的成人必须从孤独症的角度来分析思考问题，他们要抛弃原来的教育思路（我发现能这样做的人不多），类似"道德"这样的抽象概念在这里不管用，因为这些孩子只能从具体实例中学习。小的时候，我曾经在商店里很无礼地大声评论其他女士的衣着不好看，我妈妈会马上纠正我，向我解释评论一个人的外表形象是非常粗鲁的行为，不能做。我需要通过对每一次粗鲁行为的纠正来学习"粗鲁行为"这个概念，并最终改变行为模式。所以说行为训练需要在每一个具体例子中进行。

我大概算是个老古板，但在我小时候，也就是 20 世纪 50~60 年代，整个社会的社交规范比现在这个年代严格多了，我认为这对孤独症谱系障碍儿童来说是好事。当时社交技能的教育非常正式，像其他课程一样，社会行为规范的条例也非常清楚严明，这些都符合孤独症人士的刻板思维方式。不良行为的后果也有严格统一提示，而且整体的社会环境对孩子的行为期望很高。我妈妈和所有邻居妈妈们都非常注意严格要求孩子们的行为规范，如果你的孩子想要成为社会中的良好一员，那这是那个年代必须做的，而不是像现在这样，父母给孩子更多的自由选择。我发现现在的父母好像可以允许孩子们做任何事情。我在商店和其他公共场所看到五六岁的孩子们的行为简直可以用残暴来形容，而他们的父母站在一边，根本不知道应当怎么做，最后只好对大发脾气的孩子妥协，通过满足孩子们的要求来让他们安静下来。

今天，生活节奏快速，高科技产品频出，人们比我小时候那个年代更繁忙，这给现在的孤独症谱系障碍孩子带来了更多新的挑战，特别是他们不可回避的感觉问题。日常生活的纷乱冲击着所有人的感官，即使是普通成人和孩子经过一天的快节奏生活也都会感觉疲惫，那么我们可以想象，对那些感觉特别敏感的孤独症谱系障碍孩子来说，冲击力会是多大！他们带着天生的困难来到这个世界，适应生活的能力本来就不高，在常规环境下他们根本无法全心学习。比起我成长的那个安稳年代，他们在今天需要克服更多的困难，才能达到一个能开始学习的状态。

在处理行为问题的过程中，我们首先应当考虑：这是一个感觉问题，还是纯行为问题？适当地调整环境往往能够帮助感觉过度敏感的孩子改善行为，而一味惩罚会让他们的行为越来越差。有时，孤独症谱系障碍孩子的行为问题是由于孩子的心智处理速度缓慢，不能对外界信息做出快速的反应造成的。在学前班，我曾大发过一次脾气，是因为老师没有给我足够的时间来解释我在作业中犯的错误。那个作业是画出以字母"B"开头的物品，我画了家里的手提箱（suitcase），因为在我家里，手提箱往往都被叫成"袋子"（bag），是以"B"开头的东西，而老师说我画错了。

行为绝不会无中生有，行为是儿童与周围环境及环境中的人相互作用的最终反映。为了让孤独症谱系障碍儿童在行为方面获得进步，成人需要首先调整自己的行为。在儿童教育节目《超级保姆》（Supernanny）中，乔·弗罗斯特（Jo Frost）之所以能够帮助每家孩子取得巨大的行为方面的进步，是因为她首先帮助父母们调整了他们自己的行为，而且学习了最基本的行为干预方法。对每位孤独症孩子的父母来说，这个系列片都是非常有价值的教学资料，对教师和养护者也一样。我们需要在心里时刻牢记，孤独症谱系障碍孩子的行为，无论是好的还是坏的，在很大程度上都受周围成人的行为影响。当你想改变孩子的行为时，首先看看自己，你应当会很惊讶。

我发现，在解决行为问题的时候，父母和教师往往过于概括化。他们会问我如何处理孩子在学校的行为问题。而我告诉他们，我需要知道更多细节。为了设计有效的行为问题解决方案，首先需要进行详细的行为分析，我们需要知道孩子的年龄、行为、语言能力等。在问清楚了基本问题之后，我才能判断这个孩子是因为感觉超负荷，而那个孩子是因为老师给他的数学题太简单了，他不喜欢一遍一遍地被强迫做题，他感觉厌烦了。所以，对那个孩子我们就需要给他一些有挑战性的数学题目，而对上一个孩子我们则需要把他带离吵闹的餐厅。

在我看来，很多父母和老师没有对孩子的行为提出高标准要求，
也没有教会孩子对自己的行为负责。

无能为力还是不良行为

（选自 2003 年 5—6 月刊）

在我的旅行演讲中，我观察到很多孤独症谱系障碍孩子需要更严格的纪律要求，而很多父母和老师似乎不知道一些行为到底是不良行为还是缺陷导致的无能为力。

老师和父母需要区分这些行为是由于感觉问题造成的行为还是单纯的不良行为，特别是那些高功能孤独症和阿斯伯格综合征儿童，他们的情况更复杂。在我看来，今天的很多父母和老师没有对孩子的行为提出高标准要求，也没有教会孩子对自己的行为负责。我成长在 20 世纪 50 年代，这可能是个优势。那个年代的生活井然有序，在餐桌上，我需要举止得体，不会因为周围安静的环境而感到感觉超负荷。对今天的社会来说，晚餐对孤独症谱系障碍孩子来说是嘈杂的、混乱的、有压力的。音乐响着，电视开着，兄弟姐妹们大声说话和尖叫。我妈妈非常清楚什么样的环境会给我带来焦虑感。她认识到，一大群吵闹的人和很多噪声，会让我的神经系统无法应对。所以当我大发脾气的时候，她明白怎么处理。

不良行为往往伴随着后果。父母要让孩子理解，什么样的行为会有什么样的后果，从而改变孩子的不良行为。我在餐桌上经常表现良好，是因为我知道我表现得不好的话，当天晚上就没电视看。而其他的不良行为，如在外面嘲笑胖女人，也有相应的惩罚。妈妈知道怎样让我理解后果和行为的关系，她往往选择那些对我很重要的东西来造成影响。

我当然也会试图挑战家长的规则底线，像其他孩子一样。父母不要因为孩子有孤独症或阿斯伯格综合征就认为这种情况不可能发生。我妈妈无论是在家里还是在学校与老师的沟通中，都明确规定了我必须要遵守的纪律原则。她和我的保姆、老师一起结成了紧密的联盟，让我无法在他们中间找到分歧和破绽去钻空子。

我在下面列举了一些常见的不良行为，以及因为孤独症和阿斯伯格综合征谱系特征缺陷所导致的无能为力，很多例子是我在研讨会和全国的会议中从父母和老师那里听来的。不良行为需要纪律来约束，但如果孩子的行为来源于感觉超负荷或脾气失控，那么父母就不能惩罚他们，比如，他们因为自己的孤独症本质而无法理解父母对他们的期望，或从来没有接受过适当的社交互动训练。如果你确实非常了解自己的孩子，明白不同感觉和社交问题皆由孤独症而起，你就会更明确孩子的哪些行为是真正的不良行为，哪些是纯粹由孤独症特征引起的。

需要严格纠正的不良行为，孤独症和阿斯伯格综合征都不是借口。

- 不良的餐桌礼仪。
- 穿着邋遢，举止无礼。
- 对老师、父母、其他成人或同学表现粗鲁。
- 说脏话。
- 嘲笑他人（胖女人、残疾人等）。
- 在公共场合表现不合适的性行为。
- 在家、学校和公共场合使用武力。
- 偷东西并且撒谎。
- 在棋牌游戏或体育活动中作弊。

由于典型特征导致的行为问题，我们需要对环境进行调整。

- 由于听到刺耳的火警声而尖叫。
- 在大而繁忙的超市、购物中心和娱乐场所，因为感觉超负荷而大发脾气，特别是疲劳的时候。
- 由于不能忍受某种织物质地，或者缝线和纤维接触皮肤的感觉，脱掉衣服或使劲抓挠。
- 在荧光灯下多动而烦躁。

- 由于精细运动不佳，导致写字歪歪扭扭（可以考虑让孩子学会使用键盘）。
- 因为大脑信息加工缓慢，而无法从事多任务工作。
- 无法完成一长串口头指令（这时需要考虑把指令写下来）。
- 执行多重任务时出现问题。
- 需要不时休息才能保持情绪稳定。

打击柔软的物体可以安抚情绪；强力克制反而会让人更加愤怒或恐惧。

遭受捉弄和欺凌的经历

（选自 2001 年 7—8 月刊）

上小学的时候，我有不少朋友，因为其他孩子喜欢和我一起做手工。我手工做得非常好，其他孩子都喜欢，如做风筝和树屋。还有一个原因是我三年级的老师，迪奇（Dietsch）女士，她和全班解释说，我有残疾但不像拄拐和坐轮椅那么明显。她鼓励其他孩子帮助我提高社交能力。在今天，这种做法被称为"同伴干预"（peer-mediated intervention）。我的麻烦出在高中。

在高中，那些青春期的孩子们完全是社会性动物。手工或科学项目做得好在社交圈子里根本没有价值。有这样的童谣说："棍子和石头会伤了骨头，而语言毫无害处。"这个童谣不对，因为语言的伤害往往要大得多。

最初，我对捉弄的反应是很生气。我向叫我"笨蛋"的女孩扔了一本书，结果被这家大型女校开除。在高中一年级，我转学到一家专门接收有天分但也有问题的孩子的小型寄宿学校，但在第一周，捉弄就开始了。他们给我起外号叫"骨头"，因为我当时很瘦，他们也叫过我"录音机"，结果我打了那些孩子。在饭厅的一场打架之后，我骑马的资格被剥夺了。我太想骑马了，所以我停止了打人的行为，并明白了打架要付出代价。

不过，我在受欺负时感受到的强烈情感却不会消失，我需要找一个情感的发泄口，不可能自己消化掉。所以每当我被欺负的时候我就开始大哭。即使现在，我也需要用哭泣来化解愤怒情绪，因为愤怒情绪在工作环境中是不允许有的，而找到一个隐秘的地方，我就可以躲在那里痛痛快快大哭一场了。

我在新罕布什尔州（New Hampshire）的富兰克林·皮尔斯学院

（Franklin Pierce College）上大学，那里有很多好的老师都帮助过我，但被捉弄依然是一个让人烦恼的问题，淘气的同学叫我"秃鹰女人"。当其他学生发现我有对他们有用的才能之后，捉弄终于停止了。我开始参加学校的演出，花几个小时布置舞台，甚至在一些滑稽剧里扮演角色。我做了一个牌子叫"老宫廷剧院"，上面银闪闪的，字母是橙色和绿色的。我还在一些演出中演唱滑稽的歌曲。

如果不是我有能力参与和其他人分享的活动，捉弄就不会终止，所以，我强烈建议阿斯伯格综合征或孤独症的孩子都加入兴趣小组，特别是那些他们有特殊天分的领域，如计算机、艺术、数学、空手道等。其他有益的活动包括童子军活动，四健会（4-H Club）或美国未来农场主协会（Future Farmers of America, FFA）组织的接触宠物的活动，还有 *Make* 杂志组织的"爱上制作"社区小组活动，在那里孩子们可以用三维打印机进行很酷的创作。这些兴趣小组可以提供免除捉弄的团队帮助，增强孩子的自信心。和那些有相同兴趣的人在一起，社交也会更容易。

就像我一直说的，天分需要发展。父母和教师需要扩展孩子的兴趣，使这个兴趣发展到能和其他孩子分享的程度。比如，一个阿斯伯格综合征或孤独症学生有很好的艺术天分，但他只喜欢画门把手，这个技巧就需要扩展。第一步可以让孩子参加艺术课，要求他画其他物品。我还记得我参加过一个素描班，要花两个小时画我自己的鞋。在大学，其他学生一开始对我的艺术才能不感兴趣，直到我开始给演出做舞台布景，才和他们有了共同的目标，成为团队里的一员。

虽然我在高中也给演出做舞台布景，但那些处于青春期的同学过于社会化，不欣赏我的才能。所以我认为，一些有才华的孤独症和阿斯伯格综合征孩子需要离开过于社会化的高中小环境，在大学和社区学院中，和高智商的同学在一起。因为大学生更加成熟，他们会认同和欣赏有才华的同学，不做太多的无聊捉弄。在高中，我逃离了同龄人的青春期社会舞台，因为那里对我来说太难了，直到大学，我才重新加入。

我们这个社会的一些现象，让阿斯伯格综合征人士感到生气和愤怒是
可以理解的，但伴随情绪而来的不良行为是不能被原谅的。

不能纵容无礼行为

（选自 2006 年 5—6 月刊）

　　我最近参加了美国的一个大型孤独症会议，在那里我对同是参会
的某些个别阿斯伯格综合征成人的粗鲁行为大为震惊。有一个人径直走
向我，说："你他妈的是谁？"他还无礼地打断了至少两个重要报告，只
因为他顽固地反对一切有关治愈孤独症的研究。后来，此人主持了一个
关于阿斯伯格综合征人士生存状态的小型讨论会，在他自己主持的讨论
会上，他的举止和行为非常礼貌和完美，这说明他完全有能力做好。

　　让我郁闷的是，这些人仅仅因为他们有阿斯伯格综合征，就认为
周围的人应当忍受他们无礼的行为，他们的"残疾"成为他们可以免于
遵守社会规范的理由。但是，无论他们喜不喜欢，社会规范都存在，而
作为社会的一分子，他们都应当遵守。无论是美国社会的主流还是小众
群体，如果要成为社会中的一员，他们就必须学习遵守社会规范，并且
用合适的方式表现自己的行为。

　　我知道让孤独症和阿斯伯格综合征群体做到这点很难，但孤独症
谱系障碍并不是免于遵守社会规范的借口。

　　我不完全反对这些阿斯伯格综合征人士带给其他大会参与者的观
点，但我忍不住要想，他们是否还有更有效的方法来向社会传递他们的
需求，让其他与会者能够更愿意倾听并考虑他们的话。粗鲁的行为在大
多数情况下带来的是负面反应。通常来说，粗鲁的或反社会的行为会产
生以下结果。

- 马上让对方倒胃口，因为大多数人不喜欢无礼的人。
- 让大众不舒服和紧张。
- 关闭了进一步交流的通道。

- 让人马上对你产生负面评价，无论这些评价是否正当或合乎事实。
- 自己被孤立，减少了进一步接触社会的可能性。
- 因为不能控制自己的情绪，被看作是弱势人格。

没有人注意到这个社会中阿斯伯格综合征或孤独症人士的需求。我们每天都需要面对数不清的困难来适应在这个世界生存。那些刺耳的声音、有压力的任务，都折磨着我们的神经。很多阿斯伯格综合征人士感到生气和愤怒是可以理解且有正当理由的，但是，那些伴随情绪而来的不良行为是不能被原谅的。那些把这类不良行为认为是孤独症谱系障碍的一部分，应当被大众接受的观点也是错误的。

孤独症文化和典型神经发育（neurotypical, NT）的文化是有差异的，但这个差异通过教育、意识和生活经验会慢慢缩小。我们每个人每时每刻都要努力让这个差异缩小。当一些阿斯伯格综合征人士固执地相信他们有权利表现成他们想要的那样，并能以此来反抗需要相互尊重的社会性规范，他们就会把已有的差异变成鸿沟。也就是："你永远是错的，我永远是对的。"如果这个观念一直持续下去，就会让我们这些孤独症谱系障碍人士一直在努力改变的社会传统观念成为现实——"孤独症谱系障碍人士都是固执的，不想谋求改变，不愿意向社会妥协"。也许这的确是孤独症谱系障碍的典型特征，不过，如果连我们自己都特别去强调这个特征，那就说明我们的确是顽固的、不可改变的个体，这只会进一步说明孤独症谱系障碍人士的确存在"残疾"。

教育孩子的最佳方式是建构教学场景。当孩子犯了社交错误，我们不要大声说"不对"，而是要给予具体的指导。比如，孩子趴在餐桌上去够远处的食物，这时候我们可以要求他坐回去，并告诉他请求其他人把食物传过来。再比如，孩子在电影院买票时不排队，我们可以告诉他规则并要求他耐心等待；孩子在超市评论他人，我们可以把他拉开并告诉他在公共场合评论他人的外表是粗鲁的行为。关键是，我们要平静地给出指令，而不仅仅是严厉地大声说："不对。"

很多父母告诉我，孩子有绘画天赋或者其他方面的才能，
但是只要作品里面有一点点不完美的地方，他们就不能接受。

追求完美

（选自 2010 年 1—2 月刊）

一些孤独症谱系障碍人士天生具有绘画或其他方面的独特能力，但他们往往会因为作品不够绝对完美而把它们破坏掉。肖恩·巴伦（Sean Barron）是一位孤独症谱系障碍知名人士，他曾描述过自己毁坏了一架刚做好的飞机模型。那是一个需要很长很长时间才能完成的精美作品，只是因为上面有一个小小的缺陷，他就把它毁掉了。因为在他看来，如果飞机模型不完美，就毫无价值可言。其他孤独症谱系障碍人士可能会删掉计算机里快完成的、很好的美术作品，就因为他们自己不完全满意。有一些孩子会撕碎作业，只是因为上面有一个拼写错误，或者纸上留下了太多橡皮的擦痕，看上去很脏。

还有一些孤独症谱系障碍人士会故意隐瞒他们的能力。一位妈妈认为无口语的儿子应当不会阅读，但是某一天却发现孩子自己在谷歌上搜索"抑郁"（depression）。这和其他孩子或成人在视频网站上通过敲入记忆中卡通片人物的名字来搜索动画片的行为完全不同。因为记忆动画片的人物名字不需要阅读能力，但搜索"抑郁"或"伊拉克"就可能说明这个孩子隐藏了部分阅读能力。我告诉这个妈妈可以查看计算机中的搜索历史，看看她儿子都读了哪些有关"抑郁"和"伊拉克"的内容。这些词汇肯定不是孩子作业中的内容，他可能是从周围人谈话或电视中听到过这些词，想搞明白意思。通过检查他的搜索历史，妈妈可以看到儿子是否隐藏了一定的阅读能力。

专家也不完美

孤独症和阿斯伯格综合征人士倾向于非黑即白的思维模式，他们看待世界和自己的方式都很极端，这导致他们对完美的追求。对他们来说，微小的错误和不幸也会被当作巨大的灾难，导致他们出现高强度的焦虑感，但其实对其他人群来说，这都是不算什么的小事。

我在和很多父母的交谈中了解到，他们的孩子擅长绘画或其他才能，但只要作品有一点点不完美，他们就会把整个作品毁掉。父母们需要用具体的实例让孩子明白：①任何能力都是有高有低的连续体；②不同程度的作品有不同程度的衡量标准。在一开始的时候，父母可以向孩子解释特定领域内的专家作品，指出每个杰出作品中都有不完美的地方。比如，《国家地理》（National Geographic）的摄影师肯定是摄影同行中的佼佼者，而《时代》（Time）和《新闻周刊》（Newsweek）的摄影师，虽然不要求像《国家地理》的摄影师水平那么高，但他们的摄影技术也是非常棒的。换句话说，不同岗位对摄影师的工作有不同的要求，我们可以罗列如下。

- 摄影专家——为《国家地理》服务。
- 非常好的摄影师——为《纽约时报》（New York Times）、《新闻周刊》或《华尔街日报》（Wall Street Journal）服务。
- 很好的摄影师——当地的婚礼摄影、人物摄影或为商业机构服务。
- 好的业余摄影爱好者——能拍摄出令人惊叹的优美的风光照片。
- 喜欢拍照片的大众——拍一般水平的照片。
- 可怕的拍摄者——拍特别差劲的照片，如没有人物脑袋、过度曝光、画面模糊，或者有其他明显错误的照片。

随着照片质量的下降，照片里面的错误肯定越来越多。在列表的同时，如果我们能同时比较那些好的照片和差的照片，孩子们就能更直观地体会我们的观点。如果你仔细研究，甚至在《国家地理》的照片中都能发现错误，你就会知道没有一张照片是完美无缺的。对想以摄影作为职业的人来说，列表中前三项都是很好的职业方向。

给孤独症谱系障碍人士提供不同等级摄影的直观和视觉实例，能够帮助他们更好地理解"任何能力都是有高有低的连续体"的概念。辅导老师可以通过给他们观看大量不同类型的照片，加强他们对这一概念的理解，并且可以帮助他们把自己拍摄的照片和杂志上的照片归入不同的类型。这样，他们的拍摄标准就不可能是完美的，因为《国家地理》和《时代》上的照片都不是完美的。当学生观看自己拍摄的作品时，他们会问自己，照片好到专业摄影师的等级了吗？这样他们就不会因为照片中有错误的地方或不够完美而大发脾气撕掉照片了。

在我年轻的时候，我有另外一方面的问题，就是会对那些我不感兴趣的主题交出一份很潦草的作业。

在我二十多岁上班的时候，我漫不经心地复印销售手册。在这种问题上别人能帮到我的办法是，给我看一些好手册的例子，同时比较不好的手册和好的手册之间的差别，并具体讲解是什么因素导致一个手册是不好的。比如，手册里的图像变形肯定不被接受，缺页也不行。手册的质量从很好（远不是完美）到很差都可以分成不同等级，这个分类和温度计的刻度类似，就像我们在教孤独症谱系障碍孩子情绪分类时用的那种刻度表。

有刻度的工具可以应用在不同的方面，从写作到编写软件程序。在写作中，我们可以让学生看到具体的不同等级的实例，从伟大的文学作品，到当地报纸上的专栏文章，再到拙劣的学校作业。

第六章　社交能力

Chapter 6 Social Functioning

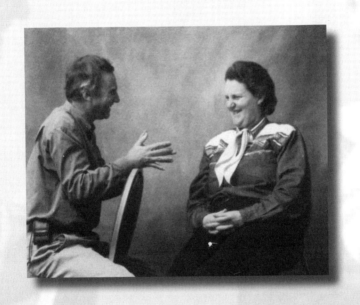

从我的角度来看，很多教师和父母犯下的巨大错误是，他们试图把孤独症和阿斯伯格综合征孩子变成完全相反的另一种人，比如，把古怪的专家变成社会人。

关于孤独症谱系障碍人群的社会思维和心理理论（Theory of Mind, ToM）的研究，目前已经有几百篇科学文章了。心理理论是直觉上能够理解他人想法的能力，在最基本的层次上，就是能够理解不同的人有不同的想法。心理理论包括普通人群平常最熟悉的意图解读能力，就是从他人的眼中看出对一件事和一个场景的理解。对普通人群来说，社会思维能力不需要经过正规的教育就可以从很小的时候自然发展起来，所以很多人，也包括不少教育工作者，假设所有人天生都具有这样的能力，只是发育的程度有高有低而已。不过，这项假设在孤独症谱系障碍人群中并不成立。

高功能孤独症和阿斯伯格综合征人士并没有发育出一个完整运作的社会思维系统，这导致他们在学校和社会环境中深感困惑。他们对大部分语言中的微妙差别和身体表达的非语言信息视而不见，而这些都是包含在日常社会互动中的有价值的信息内容。这一缺陷是普遍性的，在高智商的孤独症谱系障碍人群中也存在。例如，一位初中生可以对不同鳄鱼的解剖学差异滔滔不绝，但是无法理解对话中的简单常识，比如，身体要面向对方来表示自己对对方的话感兴趣。在高功能孤独症群体中，无论他们的语言能力和智商有多高，他们都没有相应的社交能力和社会思维，有些连最基本的社会常识都不知道。

在孤独症谱系低功能一端的个体，在心理理论的最基本能力和意图理解上有发育缺陷。我能通过最简单的心理理论测试，比如，我看见吉姆和鲍勃在一个房间里，鲍勃把一块糖放在一个盒子里，然后吉姆离开了房间，在吉姆不在房间里的时候，鲍勃把盒子里的糖换到书桌抽屉里，然后吉姆回来了，我知道吉姆认为糖还是在盒子里。但如果我的心理理论能力发育有严重缺陷，我会认为吉姆也知道糖被换到了抽屉里。因为我看到糖被换过去，而我知道的事情，我认为其他人自然也应当知道。

我能完成这个测验应用的是现实图像思考能力，我想象出这样的图像，吉姆在房间外面，门关着所以他看不到门里面发生的事情（糖换了地方）。但更复杂的心理理论测验我就做得很不好，因为那些测验需要记住一系列事件，包括孩子们和冰激凌车等，而且那些测验是用口头语言描述的，像我这种以视觉进行思维的人很难记住那么多事情。我记忆口头信息的能力很差。问路的时候，我必须写下来每个步骤才能记住。在另一个心理理论测验中，我无法理解对方说话的重点是什么，因为我的排序能力不行。把流程规范写下来对我来说最有效，而我知道大部分孤独症谱系障碍的孩子及成人和我一样。

视觉心理理论

在我小的时候，妈妈就开始用视觉例子来教我，理解其他人的感觉是多么重要。8 岁的时候，我喜欢张大嘴嚼东西，妈妈告诉我，嚼东西的时候嘴一定要闭上。她一直这么说，而我一直都不改，因为我不认为这是什么重要的事情。有一天，我从学校回家后告诉妈妈，比利（Billy）张着大嘴嚼东西的样子让我感觉很恶心，我就好像看到一辆敞口的垃圾车，我妈妈马上回应说："你吃饭的样子也这样，让我感到恶心。"那时我才理解妈妈和我的感觉一样。要想在某个场景理解其他人的感觉，我必须得自己也体会过同样的感觉。而对那些视觉学习差而语言能力好的孩子来说，也许我们仅仅告诉他们闭着嘴吃饭是规矩，会更有用。

避免过于抽象

习惯于抽象思维的人往往无法理解非抽象思维在某些场合的必要性。对孤独症谱系障碍人士来说，非抽象思维应当是就业的一个方向。在我设计畜牧业设备的工作中，没有什么东西是抽象的，而设计和制造机械也不需要抽象思维，这是我如此喜欢我的工作的原因。在改善动物的生存环境方面，我非常有成就感，现在美国和加拿大一半的养牛场都在使用我设计的设备。我可以直观地看到自己的工作成果，这一点都不抽象。对于能够帮助孤独症圈子里的父母和老师解决问题，我也感到非常满足。当有父母告诉我，我的某本书帮助他们理解了自己的孩子，让训练变得更有成效，我会发自内心地感到高兴。

你要想成为对高功能孤独症和阿斯伯格综合征孩子有益的老师，就需要用孩子能理解的非抽象的方式解释生活现象。你不要只是告诉孩子："你要做好孩子，这件事这样做才对。"类似"好"和"对"这样的词汇对习惯用具体实例思维的孤独症谱系障碍孩子来说太抽象了。我们需要这样具体地说："游戏需要轮流玩，你玩一会儿，其他孩子玩一会儿。如果其他孩子一直在玩。你是不是也希望他让你玩一会儿呢？"其他的具体例子还有，"不要拿走其他孩子的玩具，他们会不高兴。想想昨天他们拿走你玩具的时候，你是不是也不高兴了？"教孩子生活常识需要从每个具体的案例出发才有效。

我行故我在

一个良好的职业对我来说非常重要，因为我需要依靠行动而不是感觉来证明自己的价值。情感的复杂性在我这里被智力的复杂性所代替。我生活的最大满足感是把事情做好，而我最好的社交经历都是在与和我有同样兴趣的人群分享中得到的，比如，制造机器的同伴和研究动物行为的群体。我的很多朋友都是我的同事或同领域的研究者，或者是一起致力于保护动物福利的团体成员。在孤独症圈子里，我也有很多好朋友。我的职业给我带来了生活意义，这也是很多纯技术人员的感觉。对我来说，智力因素和知识非常有价值，这是我在 10 年前学校图书馆被洪水毁坏时非常生气的原因，我无法忍受书籍和知识这么有价值的东西被毁。

几十年来，我一直投身于孤独症和阿斯伯格综合征社区。我知道孤独症谱系障碍中的一些人和我一样，用同样的理性逻辑方式和这个世界产生联系；而一些人和我不同，有些高功能孤独症和阿斯伯格综合征人士大脑中的社会和情感回路更多一些，和其他人的情感联系是他们生命中很重要的部分，不过，这也容易给他们的生活带来很多烦恼，如交友和约会。我所推崇的专业人士过单身生活不是他们所希望的人生。这是我在和肖恩·巴伦完成 2005 年出版的书《社交潜规则：以孤独症视角解析社交奥秘》（*Unwritten Rules of Social Relationships: Decoding Social Mysteries Through the Unique Perspectives of Autism*）[①] 时才深刻理解的：高功能孤独症和阿斯伯格综合征人士之间这种有差异的情感需要。我真切地体会到，同为成功的阿斯伯格综合征成人，我们两个和世界的联系方式是多么不同，而且我具体地认识到我们在什么地方是相同的，又在什

---

① 译注：《社交潜规则：以孤独症视角解析社交奥秘》，作者是天宝·格兰丁、肖恩·巴伦和韦罗妮卡·齐斯克（Veronica Zysk），该书获得《前言》（*ForeWord*）杂志 2005 年度最佳书籍评选的银质奖章。

么地方迥然相异。我很高兴当时肖恩有一个女朋友，他的情感生活浪漫而美好，但这明显不是我的人生选择，浪漫关系对我来说太抽象了，我无法理解。我在本章的一篇文章里仔细描述了我们之间的不同。

基于感觉的同理心

我可以通过感觉产生同理心，而不是更抽象的情感理解。看到牛在泥巴里打滚，我能真切地体会到它们的感觉是冰冷、凄惨的。我还能够同理其他人遭受伤害的感觉。2007年次贷危机来临时，很多人被迫放弃他们的家园，这让我感觉非常生气。在丹佛机场，一位擦皮鞋的女士说，她加入了一个她所不了解的变化利率贷款计划，因为她无法担负不断上涨的月供，而最终失去了房子。看到无良商人欺骗那些受教育不多的穷人时，我会感觉非常气愤。

孤独症谱系障碍人士对社会公平通常有强烈的感觉，这种感觉在大脑中应当和那些联系人与人之间情感共鸣的回路不在一个地方。这种基于社会公平的感觉我也有，每当在报纸上看到又有人因不道德的商业活动而失去房子时，我就十分生气。

我在大学修心理学课程时，学习过马斯洛（Maslow）的需求金字塔。金字塔底层是食物、住所、安全感，顶层是更抽象的自我实现。因为自我实现对我来说依然是一个模糊的概念，所以我自然对金字塔底层更关注。对我来说，那些涉及人民生活的具体事务比高层的意识形态更有意义。我能理解具体的结果，唯一让我感兴趣的意识形态是那些有真实感的、对底层生活质量有明显影响的东西。在孤独症和阿斯伯格综合征社区，意识形态是指那些能够给孩子们带来好结果的理念。比如，一个无口语的严重孤独症孩子有机会在一个养护机构中过有意义的生活，或者有一份符合他自身能力的工作；一个高功能孤独症人士能够独立生活、工作，用他自己的兴趣和观点为社会做出贡献；而那些非常聪明的阿斯伯格综合征人士可以完成大学教育，得到满意的职业。

一些高功能孤独症和阿斯伯格综合征人士能感觉到人与人之间的情感联系，他们不仅追求同社会的融合，还追求浪漫关系。很多人成功地约会和结婚，对象有与他们相似的人，也有差异很大的人。他们通过分享兴趣而达到初级社会融合的目的，比如，有关科幻小说或历史的俱乐部都是他们发展初次约会可能的场所。我和一些丈夫有阿斯伯格综合征的妻子交谈过，她们不完全理解自己的丈夫，想知道为什么他们会缺乏社会性和情感关系。我解释说，其实某些社交能力可以通过模仿来学习，他们的大脑回路中也许没有情感联系的部分，但他们可以扮演成很好的情感给予者，一个好的父亲、非常忠诚的伴侣。这些人通常有非常正面的孤独症谱系特征，比如，诚实、努力、稳健、有社会正义感，并且愿意维持一个良好的婚姻关系，能担负起责任。

我是技术怪人

从我的角度来看，很多教师和父母犯下的巨大错误是，他们试图把孤独症和阿斯伯格综合征孩子变成完全相反的另一种人，比如，把古怪的专家变成社会人。这根本行不通。虽然教育这些孩子掌握基本的社交能力是一个有意义的目标，而这个目标从来都不应当被低估，但是我们应当时刻记得，这个世界是由各种各样的人组成的，无论是技术怪人还是书呆子，他们都和孤独症谱系障碍边缘的阿斯伯格综合征人士几乎没有什么不同。我本人可以学会很多社交规范，但从来无法在社交情感上和其他人真正沟通，普通人大脑中的那些情感和社会性回路在我这里根本没有。

我听说过这样不幸的案例：妈妈为了让处于青春期的儿子变得更融入，把他从他非常喜欢的计算机课上带走，让他去参加社会化的活动。从两个方面来说，这都是错误的决定。首先，这剥夺了他发展自己天赋和才华的机会，这一特殊兴趣有可能被引导成为他未来的职业方向；其次，青春期孩子们的社会交往非常复杂，而在和他一起上计算机课的孩子们中间，社会融合可能会更自然，因为他们可以分享共同兴趣。那些快乐的怪才们往往在技术工作中表现出色，硅谷的公司大佬们会欣赏他们的智力和才华。而不快乐的怪才们被迫参加无法刺激到他们智力的活动，那些让他们感觉不舒服的社交活动，其实无法达到让他们变得更加社会化的目的。那些认为社交联系是生活最高意义的人们，往往忘了电话、社交网络、短信和其他能给他们的社交热情带来便利条件的电子设备都是由那些有某种孤独症谱系特征的人发明的。怪才们陶醉于他们设计的新技术，他们的社会交往可以以技术为平台，通过向同好们展示技术能力来体现自我的社会状态。哪种社交模式更好？我无法评论。

南希·明舒博士对我的大脑进行了功能性磁共振成像检查，指出我天生喜欢看关于物体的而不是人物的视频。在扫描过程中，我不知道研究目的是什么。当我躺在仪器里看一系列的视频短片，有人物的，有物体的，如桥、建筑物、水果等，我马上意识到那些视频都比较古老，上面有经常播放带来的划痕，好像是 20 世纪 70 年代录制的，这激发了我的意识进入问题解决模式来分析思考，这个研究者从哪儿搞来这些老视频？那些物体的视频相比人物的视频提供了更多的分析线索，当物体在屏幕上闪现时，我会刻意去寻找画面中的汽车，因为可以从汽车的样式上分析出年代特征。这解释了前面所说的研究结果，即相比人物视频，我的大脑在看到物体视频时会更活跃。

对高功能孤独症和阿斯伯格综合征人士来说，他们对什么感兴趣、对什么不感兴趣，没有对错好坏之分。只要能够在社会中生活得不错，他们就可以选择自己最喜欢的生活方式。但是，如果他们没有社会生存能力，那么，学习社交明显是非常必要的。

从我的角度来看，如果孩子的其他方面都差不多，父母和教师就应当尊重每个孩子的天生兴趣，鼓励他们充分表达自我。这个世界上也不是所有人都有高超的社交才能。我感觉这种多样性不是坏事，在孤独症谱系障碍中也是如此。例如，一个有严重孤独症的男孩具有相当好的艺术天分，但他妈妈每天都发愁他永远不可能结婚（这是她对儿子的梦想）。她一开始并不鼓励孩子去发展艺术才能，但对这个孩子来说，艺术显然就是他的生命。幸运的是，这位妈妈后来终于开窍了，她试着自己开办公司销售孩子的画，而孩子很开心能够整天画画，这给他的生活带来了积极意义。

孤独症谱系障碍的概念非常广阔，很多孤独症谱系障碍人士天生具有独特的才能，也有一些没有突出的天赋。但无论他们的天赋如何，智商如何，社会性如何，他们都应当为这个社会做出贡献，这是他们生活的意义。我们的目标不是让他们过我们的生活，而是帮助他们在自己的生活中找到生命的意义。

深入分析社交问题

（选自 2002 年 11—12 月刊）

耶鲁大学儿童研究中心（Yale Child Study Center）的阿米·克林（Ami Klin）博士和同事们进行的一项有趣研究，这项研究有助于解释孤独症谱系障碍人士的某些社交问题。孤独症组的成人和对照组的普通成人都被固定在仪器前，仪器中播放视频，研究人员通过分析被试的眼动模式，研究他们在看视频的时候关注点在哪里。仪器放的是《灵欲春宵》（*Who's Afraid of Virginia Wolf*, 1966）这部电影，里面包含了大量起居室内人物之间的社交互动（这是一部我认为非常无聊的电影，因为它描写的是纯人际关系）。

研究的第一个发现是孤独症组的成人更关注人物嘴巴的动作，而不是眼睛。我认为原因之一是他们听细节比较困难，我自己对强辅音的听力辨别就有问题，如果有人说"brook"（小溪），我知道上下文说的是野餐，那就不会是"crook"（钩子）。他们看着对方的嘴能够更容易听懂对方的话。我发现如果在一个嘈杂的房间里，我就不能看着对方的眼睛，因为那样更不容易听明白对方在说什么。如果想听得更清楚，我必须把听力好的那只耳朵朝向对方。

阿米·克林的研究也显示，对照组成人的目光会在交谈的两个人眼睛之间来回切换。对孤独症组成人来说，这样的关注就少了很多。在一个特定片段中，有三个人物在屏幕上对话，孤独症组成人的目光在每个人身上平均只来回扫了一次，而对照组成人的目光在三个人中间来回切换了至少六次。这可以用孤独症谱系障碍人士注意力转移缓慢的特点来解释。圣地亚哥分校埃里克·库尔希斯内博士领导的小组的研究表明，孤独症组成人在两个不同刺激之间的注意力转换时间明显比对照组长。不能快速转换注意力，能够解释部分孤独症谱系障碍人士在社交互动中的缺陷。即使一个孤独症谱系障碍人士能够注意到人际之间的微妙社交线索，他也无法快速切换到需要被注意的那些短暂的、沉默的、人们在非言语交流中频繁使用的信息。

解读眼球运动的含义需要快速的注意力转换能力，这解释了为什么孤独症谱系障碍人士无法注意到在交流中频繁发生的细微眼神变化。直到五十多岁，我在一本书上读到眼神交流之前，我都不知道人们在交谈中需要用眼睛来表达意图。我之前所有的社交活动都是在未意识到眼睛是交流的一部分中进行的。小时候，我知道当一个人的头转向我，他就能看到我，但我从来没注意过眼睛的细微变化。很多孤独症谱系障碍成人表示，他们在长大以后才发现其他人的眼睛里面有话，不过他们也无法理解其他人用眼睛想表达的到底是什么。孤独症谱系障碍人士不能快速转移注意力可能是他们无法理解的原因之一。

为了更好地帮助孤独症谱系障碍人士参与对话，其他人需要放慢说话速度，把自己的想法详细而大声地说出来，而不是应用大量眼神、表情和肢体语言，而且他们需要随时观察孤独症谱系障碍人士是否理解了自己的意思，有条件的话，应该让孤独症谱系障碍人士复述一遍。

学习社交规范

（选自 2005 年 1—2 月刊）

孤独症谱系障碍儿童和成人的思维非常具体。他们只理解字面的确定含义，却无法理解那些没有逻辑或掺杂着情感和社会关系的想法，更不可能在实际生活中去应用。在高中的时候，分析社交规范对我来说是个巨大的挑战，我很难找到人们在社交活动中行为表现的相似点，因为每个人的做法和其他人都不一样，而在不同场合每一个人又会出现不同的反应，这让我无法总结规律。我逐渐发现，打破一些社会规范，后果不会那么严重，而打破另一些规范就会产生严重的后果。其他孩子仿佛自然就知道什么规范是可以灵活执行甚至被打破的，而另一些规范是永远不能违背的，这让我困惑不解，因为我并不具备他们的灵活思维方式。

我知道，我如果想获得社交能力，就必须学习这些规范，但它们必须让我感觉有意义，让我从我的思维方式和看世界的角度能理解。我开始像科学家一样观察其他人，我发现我能够把一些社交规范归类到一起，将它们关联起来，但有些归类是重要的，有些不那么重要。在高中快毕业的时候，我已经归类了不少社交规范，到现在还在使用它们。

我的分类有四种：①恶劣行为；②礼貌规范；③违规但可以被接受的行为；④罪孽。

恶劣行为

我理解为了保持一个社会的文明，必须禁止一些真正恶劣的行为，如谋杀、纵火、强奸、盗窃、抢劫和伤害他人。如果不控制住这些真正错误的行为，那人们有安定工作及有食物和电的文明社会就不可能存在。

在所有文明社会中，制止这些行为是普适原则，我们需要教育孩子，无论以什么形式欺骗他人（不仅仅在考试中作弊）都是错误的。学习公平游戏的规则能够帮助孩子成长为一个不会犯下上述错误行为的成人。孩子可以从大量具体的事例中学习如何公平地进行游戏。

礼貌规范

所有文明社会都有礼貌规范，如说"请"和"谢谢"。这些规范非常重要，因为它们能防止人们因愤怒而做错事。不同的社会有不同的礼貌规范，但都起到同样的作用。在很多国家，一些普遍的礼貌规范是排队等候，餐桌礼仪良好，着装整洁干净，在公共汽车上给老人让座，在课堂上举手等待老师叫你回答问题，等等。

违规但可以被接受的行为

在某些场合下，一些规范可以被破坏。这些规范在不同社会中不太一样，怎样看待这些规范取决于个人的道德和信仰。要小心的是，有些违规行为的后果很轻微，如罚款。这一类行为，包括开车轻度超速。还有一个我认为可以破坏的规定是进入社区大学的年龄限制。我经常告诉父母们，可以让他们的孩子跳过高中直接去读社区大学，这样能少受点同龄人的欺负。不过父母们必须向孩子强调，这只是一个成人的权利，他还是要遵守社会规范，比如，开车闯红灯可能会伤害或撞死其他人，这绝对是一个非常恶劣的行为。

罪孽

一些规范永远不能被破坏。虽然在逻辑上不太讲得通，但在我们这个社会文化中这是必须被接受的。例如，虽然在某些国家不会有任何后果，但一次小小的性侵犯就会让你的名字永远在美国的性罪犯名单上存在。在美国，有四大传统罪孽：性侵犯、毒品犯罪、伪造证件和制造爆炸物。有家长跟我说，他们的孩子在青春期时看色情内容，那么这个孩子必须了解法律中关于色情内容的条款，比如，强奸、与未成年人发生性行为，以及观看儿童色情图片都是会坐牢的，而且会终身存在于性侵犯人员的名单上。

"9·11"事件之后的美国，像孩子一样玩闹性质的攻击行为都可能被认为是严重的犯罪行为。千万不要去挑战"罪孽"的概念，后果会很严重。

这种分类方式对我很管用。孤独症谱系障碍的每个人都需要依据自己的理解给自己定一个行为归类标准。

我的情感都是当下的，我会生气，但来得快，去得也快。

个体情感差异

（选自 2006 年 9—10 月刊）

当我和肖恩·巴伦合作撰写《社交潜规则：以孤独症视角解析社交奥秘》的时候，我获得了非常有价值的了解我和其他孤独症谱系障碍人士内心的机会。肖恩和我在一些方面具有相同的感受，但在另一些方面的情感体验却几乎相反。我们都是独立、具有良好能力的成人，有多种兴趣和社会关系，但我们的社会情感发展却走了不一样的道路。

我们在两个主要特征上相似：固执的非黑即白思维模式和刻板兴趣。在小学，肖恩沉迷于校车停车的角度，而我沉迷于收集选举和摔跤招贴画。我们都曾因为滔滔不绝地说自己感兴趣的事情而让其他人厌烦。

我们的固执思维模式差不多。肖恩描述他用廷克玩具①做了一架飞机，但因为有一个小的不重要的零件不见了，他非常生气。他没有对终于完成了一个复杂的模型感到兴奋，而是因为一点小小的问题便把整个飞机模型拆了。在他的意识中，建造模型就必须正确无误，否则就是失败。我也有同样的经历，在开始设计畜牧业设备时，最初的一个客户不是十分满意我的作品，我没有意识到我不可能让每个人都完全满意。在我的意识中，他的不满意就意味着我必须完全放弃这个设计。幸好，我的好朋友兼合伙人吉姆·尤尔告诉我，我可以继续完成我的设计。

在情感方面，肖恩和我非常不同。我用逻辑和强大的视觉想象力来及时认识我的错误，从而解决社会问题。我分析社会互动中的现实图像，就像橄榄球教练分析球队战术一样，我对人生的满意度来源于我能够和其他人分享我的兴趣，以及完成具有挑战性的工作。肖恩是语言思

---

① 译注：廷克玩具（Tinker Toy），一种拼接类的玩具。

考者，他用文字和情感来分析社会，通过情感和其他人建立联系。我用智力复杂性来弥补过于简单的情感，而肖恩天生就拥有和其他人的社会情感联系。

我的情感都是当下的，我会生气，但来得快，去得也快。当我想起以前经历的场景，里面不会有任何感情因素。我体会不到肖恩对过去场景的激烈愤怒感。和普通人群的表现类似，肖恩的情感像是在火炉上慢慢沸腾起来的。在我们的书里，肖恩描述他很嫉妒自家宠物狗的社会性，而更让他嫉妒的是他的父母和姐妹们对狗比对他更亲近。对我来说，我从来不会想到要去嫉妒一只狗的社会性。

不过，肖恩能体会到很多我察觉不到的社会线索。如果人们能忍受我的行为，不冲我喊叫，也不欺负我，我就已经很满意了。当我第一次参观饲养场时，牛仔们都认为我这个人很怪，但只要他们愿意让我帮忙，我就很开心。他们对我的主观印象是什么，我根本不在乎，也不会引起我的困惑或伤心。我用优秀的作品和具体的事情来融入工作环境。我出售的是能力和工作成果，而不是人格特点。但对肖恩来说，真实感觉到和其他人的联系才是生活中最重要的。

《社交潜规则》一书列举了肖恩和我之间在社会性和情感方面的相似和不同。我们在理解人生最本质意义上的区别是，我做的事情对我最有意义，而对肖恩来说则是感觉。在未来，大脑扫描研究应当可以区分不同人士之间的社会性和情感功能区别，我预计像肖恩和类似他那样的孤独症谱系障碍人士，会比我多一些社会性和情感神经联系，而像我这样的人，强大的视觉和逻辑处理能力会更多一些。

欧洲的一些研究表明，正念训练对于改善焦虑和抑郁症状有帮助。这方面的书籍和培训课程有很多。来自荷兰的埃斯特·德布鲁因（Esther deBruin）和牛津大学的威廉·凯肯（Willem Kuyken）以及其他医生，在针对改善抑郁症的正念训练双盲实验中，获得了成功。

以前，这些孩子会被认为有天赋，而不是有残疾。而今天，我们对待孤独症谱系障碍孩子的态度会深刻影响我们对他们的理解。

健康的自尊心

（选自 2007 年 5—6 月刊）

我认为自己能够在以普通人为主流的成人世界获得事业成功的最关键因素之一，是我妈妈从小就让我有了一个强大而健康的自我价值认知体系。这不是说她做了什么和其他父母不一样的事情。事实上，在20 世纪 50~60 年代，培养孩子的自尊心还不是父母教育中的重要部分。那个时候，孩子们自然会聚在一起玩，特别是户外活动，因为没有电子游戏机、DVD 和计算机把他们的全部注意力吸引在室内活动上。

我想，我妈妈在对孩子自尊心的培养上，无意识地做到了最重要的两点。

- 自尊心通常是孩子从每件小事上获得的真实的成就感积累起来的。例如，我做完漂亮的刺绣作品会感觉很得意，因为这件作品需要我花费很多时间，付出相当的努力，而且要有耐心才能完成，这让我对自己的能力感觉良好。
- 孤独症孩子因思维模式具体化而需要通过大量具体的成果来建立起自尊心这个概念，并要结合口头表扬。

在我小时候，孩子需要被"修理"的想法还不如现在这样普遍。虽然我在小学的时候需要上言语治疗课，而且每个月都要去看一次精神科医生，但这些活动从来没有让我感觉到自己有问题，需要被纠正。看看现在吧，孩子们一周要花费 5 天以上的时间从一种评估到另一种评估，从一种训练到另一种训练。这些活动会带给孩子这样的信息，就是他有一部分特征不被我们所接受，或者说孤独症是件坏事，一定要攻克。我想，这对那些有一定天分且智力水平不低的孤独症谱系障碍孩子伤害最大，尤其是智商大于 140 的阿斯伯格综合征孩子，他们被以"残疾"理念为核心的当代心理学治疗方案拖着后腿。我告诉过那些聪明的阿斯伯格综合征孩子的父母，以前，这些孩子会被诊断为有天赋，而不是有残疾。而今天，我们对待孤独症谱系障碍孩子的态度会深刻影响我们对他们的理解。

在小学期间，我自我感觉很好，因为我做过大量优秀的手工作品，能经常从家人和老师那里得到表扬，从同学那里找到共同乐趣，并不断掌握新的能力。当我在冬季嘉年华上得到奖杯的时候，我非常高兴。妈妈在我六年级的时候让我在成人音乐会上演唱，我也感觉特别好。甚至在我最困难的高中时期，我的特殊兴趣也在推动着我一直向前走。当我在社交上遇到困难，我就逃到自己的兴趣中，这帮助我度过了最困难的那几年。

现在的孩子们被强迫着完成很多小的任务，而且他们也期望在做完每件小事的时候能得到表扬。《华尔街日报》最近有一系列的报道说，目前进入职场的那批年轻人，需要管理人员不断表扬才能完成最小的任务。父母和老师需要审视一下自己是否在过度夸奖孩子，因为随着孩子的成长，小时候习惯得到的表扬会急剧减少。一个孩子如果需要很多奖励作为强化物来融入社会环境，那么在今后的生活中就会面临现实的残酷觉醒，这对他们主动想融入社会的动机有负面影响。"二十二条军规"① 中说，一个人总是想要得到比目前更多的关注。

我不是经常得到妈妈和老师的表扬，那个年代的其他孩子也不会。只有当我们做了很特别的事情之后才能得到表扬，所以表扬是非常有意义的，是使孩子变强大的进步动力。我在日常生活中的表现良好，如晚餐桌上的表现，教堂里的表现，或者当我们去贝拉（Bella）姨妈家的表现，都不会得到表扬。他们只是期待我应当表现良好。不过，当我在三年级时做了一个漂亮的泥塑小马时，妈妈大大地夸奖了我一番。

父母在培养孩子健康的自尊心的时候，要夸奖那些具体的事例，是孩子能看到、触摸到、闻到的成果。对孤独症谱系障碍孩子来说，具

---

① 译注："二十二条军规"来源于美国著名的文学作品《第二十二条军规》（Catch-22），意指悖论式的进退维谷的局面，叫人左右为难。

体的东西更有意义。特别是对年幼的孩子，我们鼓励他们介入可见的、有明显成果的活动，这样的活动能够帮助他们把自己的行为和能力直接联系起来，也帮助他们整合自己对世界的控制力和感受。在建造东西、画画或者完成具体产品的过程中，孩子必然要面对如何做选择，学习如何排序，观察部分怎样结合成整体，学习相关概念和分类，从而为今后发展高级能力慢慢打下基础，特别是那些需要更抽象能力的社会互动活动。

从实际的工作入手，让孩子做有明确成果的项目，由外而内慢慢培养孩子的自尊心，这样孩子就能逐渐树立起由内而外的自尊心。

对我来说，社会思维能力是在长期反复的经历中慢慢培养出来的。

社会意识觉醒的四个里程碑

（选自 2007 年 7—8 月刊）

对孤独症谱系障碍人士来说，获得社会成功需要掌握一些特定的核心能力。肖恩·巴伦和我在《社交潜规则》一书中介绍了四种思维和能力，我们认为这是成功发展社会意识和社会互动的核心能力。发展社会意识的四个里程碑如下。

- **想法解读**：有能力从他人的角度看问题，理解其他人与自己的观点、情感和对事件的反应有相同也有不同。在最基本的层面上，我们需要认识到其他人是独立于我们自身而存在的，而且他们和我们的差异正是帮助我们认识世界的来源。
- **灵活思维**：有接受变化的能力，能够对变化的条件和环境做出适当的反应，有关注和进行替代性思考和行动的心智水平，有能力进行比较和评估。
- **积极的自尊心**：有"我能行"的心态，在儿童和成人阶段通过成功的经历，培养出基本的危机处理能力。自尊心需要在每一件成功的小事上建立起来，从具体的事例慢慢跨越到更抽象和复杂的领域。
- **成功的动机**：有持续探索世界的愿望，不断为自己的内在和外在目标而努力，无论经历怎样的挫折和困难都不放弃。

孤独症谱系障碍孩子的动机不强，他们需要不断地被鼓励，特别是在社交领域。我们可以利用孩子喜欢的主题或特殊兴趣，经常让孩子体会到有动机、有目标的益处，并逐渐扩展到其他活动上来。如果孩子喜欢火车，我们就可以利用和火车有关的书籍、案例和活动，来教孩子阅读、数学和写作，玩火车主题的游戏也可以作为孩子参与社会互动的出发点。

基于对社交的理解，肖恩和我都在各自事业上有所成就。我们都认同，想法解读就是超越自己的局限，去探索他人内心想法的能力，这对孤独症谱系障碍孩子和成人来说，是标志着他们的社交是否成功的一个最重要指标。通过想法解读，我们可以认识到自己的所作所为是如何影响他人的，是正面的还是负面的。这是我们和其他人建立联系的渠道，是让我们有能力产生自己在某个社会环境中对特定信息的想法，以及发展出对社会体验有积极作用的回应，而不是对负面作用的回应。

在我们的那本书里，肖恩介绍了对他有帮助的"对话训练"（talk therapy），这个训练可以帮助他发展出更好的社会思维能力去理解其他人的不同观点。在上中学的时候，他和父母常常要坐在一起讨论当天发生的事情，重点讨论人际关系中的基本概念，有时候要谈好几个小时，一直到晚上一两点钟。例如，肖恩说在他快 20 岁的时候，他还是无法理解为什么他不能总和某些他喜欢的人黏在一起，那些人也喜欢他、关心他，但通常那些人比他年长，有自己的家庭和事务。为什么不能随时和他们待在一起呢？他实际上没有理解：那些人的生活中心不是他，他们不必像自己的父母那样承担责任。

对我来说，社会思维能力是在长期反复的经历中慢慢培养出来的。我把社会数据放入我的大脑数据库，数据越多，我就越能看清自己的想法和行为，以及我与其他人的关系。而社会方程式则建立在我的逻辑思维能力上："如果我做 X，那么，大多数人会回应 Y。"通过大量直接的体验我可以得到越来越多的数据，我把它们归成大类和小类，甚至进一步细分，以便进行社会思考。父母需要鼓励孩子参与各式各样的不同活动，以获取不同的体验。没有直接具体的学习过程和大量的练习，孩子们就无法获得他们需要的用来进行社会思维的充分信息。

想法解读和灵活思维能力相辅相成，为我们提供在社会互动中成功的体验，进一步增强我们积极的自尊心。这也可以作为内在动机，特别是当孩子在成长，社会互动在类型和质量上都需要扩展的时候，内在动机就太重要了。

社会思维能力必须成为孤独症谱系障碍孩子和成人教学计划的一部分，父母、老师和服务人员需要明白，在孩子的整体教育计划中加入这类课程是多么重要，这可以为孩子今后的生活打开社会意识觉醒的大门。

关于康涅狄格州一所小学恐怖案凶手亚当·兰扎

（选自《感觉集中杂志》（*Sensory Focus Magazine*）2013 年春季刊）

孤独症谱系障碍圈子里的很多人都关注了亚当·兰扎（Adam Lanza）案件的新闻报道。这个在美国康涅狄格州（Connecticut）一所小学枪杀了 28 名小学生和老师的青年人有阿斯伯格综合征，可能还有感觉加工障碍（Sensory Processing Disorder）。大家担心这些报道会让大众认为有这些疾病的人存在暴力倾向。

孤独症谱系障碍中有各种不同能力的人，从爱因斯坦（Einstein）、莫扎特（Mozart）和史蒂夫·乔布斯（Steve Jobs）那样的天才人物到终身无口语的严重障碍人士。在硅谷，大约一半的程序员具有孤独症谱系障碍的某些特征。毫无疑问，孤独症谱系障碍中的绝大部分人是平和而没有暴力倾向的。

有感觉加工障碍的人更多，表现形式更多样化。有感觉加工障碍和其他一些类似障碍的人，通常表现为对声音过于敏感，很难屏蔽背景噪声，或者对荧光灯有视觉敏感。感觉加工障碍可以和孤独症谱系障碍、阅读障碍、ADHD、语言发育迟缓、学习障碍等并存。

我在网上读了大量有关亚当·兰扎的文章。我认为他的暴力行为可能和他的一些生活经历有关系。

亚当在上学期间是个极其害羞的人，他不让自己的照片出现在学校的年鉴上。在学校里，他没有表现出暴力倾向，而且他的计算机水平很高。在他父母离婚之后，他的生活状态急转直下。

高中毕业后，亚当没有继续读书，他住在他妈妈家的地下室里，几乎从不出门。他整天沉迷在暴力电子游戏中，除了去射击场打靶，没有其他任何社交活动。除了游戏和射击，他也没有其他兴趣爱好。

他在射击场使用的枪支型号和游戏中的装备一样。在我看来，他很可能会浏览一些有关恐怖活动的网页。但在枪击案发之前，他把计算机彻底破坏了，调查员无法确认他浏览过哪些网页。

我们可以做些什么来帮助亚当，避免他做出枪击这样的恐怖行为呢？

首先，也是最重要的是，亚当的父母应当让他出去找份工作，而不是整天在家里无所事事。无论他是否乐意，都应当让他发展其他的兴趣爱好。他的计算机水平非常高，他可以找这方面的工作。一些孤独症谱系障碍人士在离开学校之后，容易变成远离社会的隐身人，但他们必须走入社会。对游戏上瘾的人，父母要控制他玩游戏的时间，防止他更加脱离现实社会。

其次，男孩需要一个男性榜样。好的榜样可以在这个孩子陷入病态世界和策划枪击事件之前带他走出地下室。

最后，孤独症谱系障碍人士容易沉迷于自己的特殊兴趣。父母和老师必须把这种沉迷引导到积极的方向上来，帮助孤独症谱系障碍人士建立职业基础，使他们过上充实的生活。

有一部分人，比如我，有严重的焦虑和惊恐发作问题。对我来说，服用小剂量的抗抑郁症药物很有帮助。在我的书《用图像思考》中，对此有进一步的阐述。

上高中的时候，我非常焦虑，也曾试图逃离社会，但我的妈妈和老师不允许我这样。他们让我走出来，和其他人在一起，同时发展我的兴趣和天赋。

孤独症谱系障碍和感觉加工障碍与暴力倾向没有关系。如果亚当·兰扎能够被鼓励发展他的兴趣和特长，和他人建立社会联系，并且把能力转化为独立生活的资本，那么他的人生或许就会完全不同。

第七章　药物治疗与生物医学

Chapter 7 Medications and Biomedical Issues

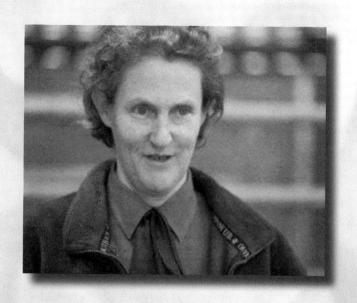

　　目前几乎没有专门针对儿童长期使用精神类药物的科学研究，所以医生和父母需要加倍小心。只有当其他行为训练和教育方法都无法缓解特定症状时，我们才考虑使用药物。

在 20 世纪初期，几乎没有针对孤独症谱系障碍的训练和治疗方法，而今天则是另外一幅情景。孤独症已经被主流医学界重点关注（包括制药企业），同时也引起了"补充医学"和"替代医学"领域的关注。人们可能认为这是一个好消息，在某种程度上也确实如此。我们对孤独症谱系障碍了解得越多，有效的治疗和训练项目才会越多地被开发出来。但不是所有对孤独症谱系障碍人士和他们的家庭感兴趣的组织都没有商业目的。对企业来说，商业利益是根深蒂固的，那些无孔不入的销售人员从来就没有从商业社会消失过。由熟练的公共关系和市场团队包装起来的新训练手段和治疗手段，往往很容易让焦虑的新家长上钩，因为他们会很有信心地向家长保证，使用他们的方法短时间内就能获得成功，甚至可以让孤独症人士康复。虽然其中一些训练和治疗方法的确有科学研究做基础，但是只要我们仔细调查该领域的科学研究就会发现，这类研究案例要么很少，要么参与实验的个体是为了保证得到预期的理想实验结果事先经过仔细挑选的。家长要清楚，不是所有的科学研究都是可信的。与以前任何一个时代相比，在目前混乱的形势下，父母和孩子的看护者都必须在孤独症谱系障碍领域内充分学习，让自己成为聪明的消费者，仔细评估所有的，特别是那些听起来过于完美的训练和治疗项目。

本章的六篇文章可以帮助你们在药物疗法和生物疗法上进行合理选择。你必须应用逻辑思维来分析是应当使用常规药物，还是替代生物疗法，如禁食。2006 年，我全面更新了我的畅销书《用图像思考》里面的药物章节，我不想在这里重复那本书的内容，本书的重点是把我个人在药物疗法和生物疗法上的经验，结合 2006 年以来新的科学研究结果提供给大家。

在我更新本书的时候，我没有发现药物领域有什么新的重大发现。大部分新药只是将前一代药物做了些许改良，但没有带来突出的益处，只是贵了很多。

我和孤独症谱系障碍的很多人一样，被抗抑郁症药物所挽救。在我 20 多岁的时候，持续的焦虑感和恐慌感越来越严重，我经常半夜惊醒，心跳得厉害。每当去一个新的地方，我都会产生如波涛涌来一般的惊慌感，这导致我吃饭的时候经常被噎住。我如果不是在 30 岁出头的时候开始尝试抗抑郁症药物，就无法抑制持续焦虑的发展，也必将导致大量由压力带来的其他身体健康问题。这会让带给我人生最多快乐的职业生涯彻底崩溃。

在向医生对药物方案进行全面的咨询与讨论之后，1980 年我开始服用丙米嗪（Imipramine）。在一周之内，我的焦虑和惊恐感觉就减少了 90%。没有药物可以 100% 消除症状，每次出现轻微的焦虑感时，我都避免服用更多药物来控制。3 年之后，我换到地昔帕明（Desipramine），并坚持小剂量服用差不多 30 年，效果良好。抑制住焦虑感的一个好处是，那些和压力密切相关的身体健康问题也解决了，比如，我的结肠炎和偏头痛都不再犯了。现在第二代的抗抑郁症药物选择性 5- 羟色胺重摄取抑制剂（Selective Serotonin Reuptake Inhibitor, SSRI），如氟西汀（Fluoxetine）、盐酸舍曲林（Sertraline）或草酸艾司西酞普兰（Escitalopram），效果可能更好（如何使用新一代药物在本章其他文章中有所涉及），但因为老药对我还有效，所以我没有冒险换新药。

为了保证药物能起到更好的作用，我应用一些辅助训练来增强身体功能。比如，每天锻炼很长时间，每天晚上做 100 个蹲起。有大量的科学研究表明，体育锻炼对大脑有正面影响，还可以降低孤独症谱系障碍儿童和成人普遍存在的焦虑感。我生活的科罗拉多州是可以进行大量户外活动和旅行的好地方。在冬季，虽然我会降低锻炼强度，但锻炼对我也有帮助。我在网上（www.litebook.com）买了便携式的全光谱灯，它可以帮助我扛过冬季会加重的抑郁心情。从 11 月到来年 2 月，我每天早上 6 点起床，外面还黑着，我用全光谱灯照射 30 分钟，这能让我感觉还是在夏天。提高冬天的能量，让我自我感觉良好。

我如果难以入睡，就会服用 1~2 片镁片帮助我安静下来。我服用的剂量不大，每片 250 毫克，是每日镁摄入量的 67%。

我能停药吗？我听说很多人在停止服用有效的抗抑郁症药物之后出现了严重的反应，有些原本有效的药停了之后再吃就没用了，或者他们可能在新药起作用之前就已陷入困境。目前还缺乏对抑郁症、双相障碍和很多其他精神症状的长期药物控制方面的科学研究，而主要由药厂资助的研究项目更关注于药物的短期效果。目前还没有任何研究文献告诉我，如果我在 63 岁停止服用地昔帕明，我还会不会安全。因为我目前服药的状态很稳定，我不想冒险去探索那些没有被科学研究证明的方案。我现在只需要依赖一种药品，而且有效，所以我打算继续服用下去。

我想强调的是，孤独症谱系障碍很广泛，一些高功能孤独症和阿斯伯格综合征人士的焦虑、惊慌和抑郁从来没有达到必须依靠药物来解决的程度。他们的身体状态比较健康，体内化学物质的水平正常，基本保持在一个平静和可运作的程度。还有一部分人必须依靠药物来度过青春期，之后他们也许可以停药。有轻微抑郁症的个体可以尝试慢慢停药，在服药的同时还应接受合适的心理咨询和认知训练。但那些有严重抑郁症、持续惊恐发作和双相障碍的个体，比如，像我这样无法保持体内化学物质平衡的人，如果突然停药就肯定会出现严重问题。

避免药物问题

在用药方面常见的错误是，一个人每当遇到困难和焦虑，就盲目增加药物剂量，或尝试新的更强大的药物。我重复一下前面的建议：用药是一个需要非常严肃对待的问题，涉及最终做决定的每个人，无论是医生、病人还是家属，都需要用逻辑的、系统的方法全盘考虑。如果一种药不再有效，增加剂量往往不是最好的解决办法。同样，每出现一个新的症状，也并不说明必须用一种新的药物来控制。我们可以想象一下，一个人如果同时服用 8 种精神类药物，每种药物的疗效是否还能和说明书上的完全一致，这很值得怀疑。一个人如果服药时间很长，那么，每去掉一种药物后他往往需要花几个月时间才能保持身体反应稳定。

进一步来说，现在有很多类似的药物可供选择，例如，氟西汀和草酸艾司西酞普兰都是 SSRI 第二代抗抑郁症药物。在这个领域内还有其他大量类似的药物存在。你如果不喜欢一种药物，可以去试试类似的其他药物。医生在使用抗抑郁症药物和非典型抗精神病药物[1] 时，常犯的错误是剂量过大，如利培酮（Resperidone）、阿立哌唑

---

[1] 译注：相比典型抗精神病药物而言，非典型抗精神病药物（atypical anti-psychotics）的优点是不会导致迟发性运动障碍和肌张力增高，其副作用主要是体重增加。

（Aripiprazole）、富马酸喹硫平（Quetiapine）。有超过 50 位家长亲口告诉我，他们的孩子服用小剂量精神类药物的话表现良好，但服用大剂量的话就会表现得暴躁和睡眠不佳。对孤独症谱系障碍的很多人来说，抗抑郁症药物和非典型抗精神病药物的最有效剂量要比药品标签上标明的推荐剂量小得多。

一个好的医生在开药、更换药物剂量和增加新药的问题上会非常慎重。父母也需要多了解这类药物可能带来的副作用，对儿童行为模式变化的影响，以及合理的用药方式等情况。我们尤其要关注儿童用药，因为大多数精神类药物的试验是作用于成人的。虽然儿童的孤独症特征和成人类似，但是他们与成人的身体各系统差异很大，而目前专门针对儿童用药的科学研究几乎没有，所以医生和父母需要加倍小心。只有当其他行为训练和教育方法都无法缓解特定症状时才考虑使用药物。只有当每一种药物的品质有保障时，某种奇妙组合的给药方式才会真正起到作用（更多信息请参见《用图像思考》和本章的其他文章）。我们在使用药物时需要遵循的基本原则是同时服用的药物应在 3 种以下。这个原则适用于使用精神类药物处理行为和情绪问题，如焦虑症、抑郁症或严重的惊恐发作，而不包括处理癫痫或其他身体和生理上的疾病。

补剂和药物的相互作用

很多父母认为维生素、草药、补剂和其他口服的替代药物对身体无害，因为他们不是药物。这种想法是非常错误的，使用这些东西的时候我们也需要非常小心。维生素有水溶和脂溶两种类型，水溶性维生素无法在身体内存储，身体的代谢过程会吸收身体需要的物质成分，而通过尿液排掉多余的物质。水溶性维生素的补充剂量要根据身体的需要来决定。脂溶性维生素会储存在体内的肝脏和脂肪中，不太容易被排出，比如，维生素 A、D、E 和 K 都是脂溶性维生素，摄入时需要小心控制剂量，因为它们有可能堆积在体内产生毒性。孤独症谱系障碍人士的身体各系统往往和其他人不一样，他们的免疫系统可能会因此受损，所以父母和普通医生不能自认为药瓶上标明的合适剂量就可以安全使用。给孤独症谱系障碍孩子或成人服用任何补剂和替代药物的时候，都需要先咨询训练有素、有相关专业背景的医生。对草药制品来说也是同样的道理。虽然人类使用草药治病的历史很悠久，但是现代医学在这方面的科学研究还很不够，使用多大的剂量、什么样的草药组合会造成什么疗效和副作用都不清楚，特别是同时在服用其他药品，药物之间有没有相互作用也不明确。

无论是服用常规药物还是替代药物，或者两者同时使用，我们都要明确的一点是，越多的药物作用在孩子身上，就越可能在某些地方产生不良影响。这是为什么我们通常在添加补剂或者药物的时候，要一样一样地加，那样就能充分观察到加药前后孩子的身体反应。某些药物的相互作用有可能是很危险的，调整一种药物的剂量也可能会影响到其他药物的作用机制。比如，一种药物可能会妨碍另一种药物的代谢，当这种情况发生时，就可能出现某种药物的药效比预期有所提高，因为药物在身体内移动速度变慢，产生药效加倍的表现，可能是嗜睡，也可能是情绪激动，药物反应在不同个体身上的表现通常是不一样的。甚至常见的食品都有可能对药物、维生素和补剂的效果产生影响。例如，葡萄柚果汁能够以某种奇特的方式加强某些药物的作用，而橙汁则不会。一些补剂能够让血液变稀薄，所以太高剂量会导致出血不止。圣约翰草（St. John's Wort）可以加速某些药物的代谢，让重要的药物（如抗生素）失效。

我曾经服用过一种含有天然大豆成分的补钙胶囊，它居然会引起奇怪的激素反应，让我在绝经后产生严重的乳房疼痛。直到现在，我都需要注意所有的补钙药品里面有没有大豆成分。

常规药物也可能有严重的副作用，可能引发糖尿病或皮疹等。对非典型抗精神病药物来说，一个明显的副作用就是体重增加，体重有些时候会达到非常严重的程度。如果吃药的副作用是要增加 50 千克的体重，那肯定是很多人无法接受的。一些必须服药的个体可以通过换用其他药物或者少食用高碳水化合物食品（如含糖饮料、白面包和土豆）的方式来避免增加过多体重。父母需要仔细记录孩子服药后的副作用和药物之间的相互反应。医生看一个病人的时间很短，而父母每天都和孩子在一起。在看医生的时候，父母需要汇报孩子服用的任何补剂和药物。

父母每次要增加任何新的药物或补剂的时候，无论它看上去多么"安全"，都需要和医生咨询讨论。

生物疗法

对于 8 岁以下的幼儿，我建议父母在考虑常规精神类药物之前，尝试一些相对安全的生物疗法。对父母和孤独症谱系障碍人士的调查表明，最应当尝试的一种生物疗法是禁食，特别是对于退化型的孤独症儿童（在 18~24 个月失去语言功能）。

不幸的是，大量的科学研究数据表明，禁食疗法不产生作用。不过，孤独症谱系障碍如此宽广，有大量的亚型存在。以我自己的观察来看，我认为禁食疗法对孤独症谱系障碍中大约 10% 的儿童是有帮助的，尤其是那些消化系统存在问题的儿童。

禁食疗法可以在任何年龄的个体身上尝试，在儿童能力退化的一开始就采取禁食往往效果最好。孤独症谱系障碍儿童的胃肠问题非常普遍，胃酸反流带来的疼痛感觉或其他消化道的问题都会导致行为问题。禁食疗法有助于缓解胃肠问题。

禁食疗法对一些孤独症谱系障碍的儿童和成人来说有帮助，而对另一些人来说则无效。常见的禁食疗法有 2 种，分别是麸蛋白和酪蛋白禁食疗法（the Gluten-Free, Casein-Free diet, GFCF）（主要禁食麦制品和乳制品）及特殊碳水化合物饮食疗法（Specific Carbohydrate Diet, SCD）。禁食疗法对身体各系统没有攻击性，能给某些孤独症谱系障碍人士带来明显的正面影响。不过，禁食疗法需要耗费父母大量的时间和精力，而且父母需要非常严格地执行，以便观察禁食疗法到底是否起了作用。通常为了判定禁食疗法是否有效，父母需要 1~3 个月的时间来观察。有些父母可能在仅仅试验了几天之后就观察到好的变化，而有些父母发现孩子的行为表现一开始会变差，但经过一段时间的坚持之后开始变好。当父母开始使用禁食疗法之后，态度要坚定。有些父母尝试禁食一部分乳制品或麦制品，然后发现完全没有效果就放弃了。他们如果能够严格按照规定进行禁食，也许就能够看到成果。

对禁食疗法的批评集中在目前还没有科学研究支持它在孤独症谱

系障碍人群中的应用效果。但有很多父母认为禁食疗法的确有效，也有一项双盲、安慰剂对照组的实验给出正面结果，这使我们无法忽视这种引起越来越多重视的生物治疗方案。其他批评还包括禁食疗法价格高昂，必须要购买特殊商店里的特殊食品，很多时候，当地一般的超市不提供这样的食品。不过，对有主动创新精神的家庭来说，改变饮食结构和菜谱完全不是问题，一个简单而廉价的无奶、无麦的食谱包括：米、土豆、新鲜水果、蔬菜、豆类、玉米饼、坚果、鸡蛋、牛肉、鸡肉、猪肉和鱼类。食物中的糖分摄入量必须严格控制，在很多情况下人们需要尽量减少糖的摄入。橄榄油可以用来代替含有酪蛋白的黄油，而所有黄豆食品都需要避免。通常来说，这些禁食食谱相对更健康，如果家里有需要禁食的孩子，父母往往会发现他们自己的饮食习惯也变得健康了，他们的食谱中增加了更多新鲜水果和蔬菜。一个在澳大利亚做的最新研究发现，比起多吃健康的肉类、鱼类、蔬菜、水果和全麦谷类的人群，食用过多糖类和精白面粉的人群得抑郁症和焦虑症的比例要高。精白面粉食品包括白面包、糕点、饼干和意大利面条等。如果麸蛋白和酪蛋白禁食疗法对孩子有效，那孩子还需要添加补钙的药品，以弥补不吃奶制品所缺乏的营养。

特殊碳水化合物饮食疗法与麸蛋白和酪蛋白禁食疗法的区别在于，麦类全部禁止食用，但可以食用一部分奶制品，如无糖原味酸奶和奶酪；禁止摄入能引起高血糖的任何碳水化合物食品，如土豆、米饭、果汁和精制糖类。这一饮食疗法类似于流行的阿特金斯减肥法（Atkins Diet），所以很容易在网上找到哪些食品会导致高血糖。大多数的面类食品属于高糖碳水化合物类，可以在麸蛋白和酪蛋白禁食疗法中食用（只要不含麸蛋白），但是不能在特殊碳水化合物饮食疗法中食用，因为它们还属于高糖碳水化合物类，也就是说不仅仅是麦类，所有包含大量糖分、精制土豆淀粉和精制米淀粉的食物都不能食用。

我的禁食经历

无论是麸蛋白和酪蛋白禁食疗法还是特殊碳水化合物饮食疗法，对我的严重焦虑问题都不起作用，反而是常规的抗抑郁症药物终止了我的惊恐发作。67 岁的时候，我的免疫系统开始老化，我经常出现尿路感染和酵母菌感染，为此，我需要服用抗生素来控制。现在，我尝试着采用饮食疗法和补充耐酸菌 / 双歧杆菌来调节，不过，某些益生菌药品中有要避免的多余菌类，我需要仔细挑选。通过一段时间的实验，我发现饮食疗法效果不错，它很好地控制住了我的感染问题，我不再需要服用大量抗生素了。原味酸奶能帮助我战胜尿路感染和酵母菌感染的问题。

科学家对肠道中的细菌生态系统有了越来越多的了解。为了让益生菌发挥作用，我每隔几个月就要换一个牌子。这听起来不可思议，但我的确通过吃布里（Brie）奶酪或卡芒贝尔（Camembert）奶酪治好了几种酵母菌感染。我不会持续吃同一类型的奶酪，因为我担心肠道细菌会适应。

我创造了自己独特的特殊碳水化合物饮食疗法，很严格地控制面包、土豆、米饭、面条和其他高糖类食品的摄入，我根本不喝含糖量很高的饮料，也不吃含糖量很高的食品，因为糖容易滋生酵母菌。

为了减少碳水化合物和糖类食物的摄入，我主要食用动物蛋白、鸡蛋和鱼类，每日三餐都是如此，并且用健康的橄榄油拌沙拉。我的食谱中还包括大量新鲜蔬菜和水果，还有黑豆。早餐食用动物蛋白对我非常重要，低脂的碳水化合物早餐会让我的酵母菌感染变严重，导致我午餐前头疼或者发晕。一个以健康肉类和鸡蛋为主，带一点脂肪类和新鲜水果的早餐让我感觉最好。我从来不打碎食物或榨果汁，因为吃完整的新鲜水果对人更有益，而且可以把消化过程放慢，也能减少血糖含量。我的饮料有水、柠檬茶、咖啡和一点点葡萄酒。我也限制奶制品的摄入，很少吃谷类食品，但我还是要吃一点点麦类以避免对麦类过于敏感。大量减少食物中的碳水化合物的摄入会让胃感到不舒服，每次不舒服的时候，我会就着肉、水果、蔬菜吃一些米饭，或者只吃一个苹果。我不吃昂贵的有机食品，我需要的食物在普通的超市很容易买到。另外，空腹吃高糖的食物或喝高糖的饮料我需要特别小心，一杯含有 60 克糖的果汁就能导致我出现严重的酵母菌感染，而为了控制住一次酵母菌感染，不服用药物的话，我需要花 1 个月的时间严格按照食谱饮食。

　　我很喜欢甜品和葡萄酒，在能控制住酵母菌感染的时候，我可以和正餐一起食用一点点全脂冰激凌、葡萄酒或黑巧克力。在日常饮食之外，我每天还吃 500 毫克的维生素 C，1 片标准多维片，复合维生素 B 和含有维生素 D 的钙片，偶尔补充 ω-3 脂肪酸。除了一种特别的复合维生素 B（Blue Bonnet 100）是在全食超市 ① 买的，我的其他所有补剂都能在普通药店买到。补充 ω-3 脂肪酸的时候我需要特别小心，因为它和我的抗抑郁症药物起反应。我如果吃得过多，就会流鼻血，所以我不是每天都服用。已经有大量科学研究证实，深海鱼油补剂含 ω-3 脂肪酸，有很多好处。深海鱼油中的 ω-3 脂肪酸比起亚麻籽油中的 ω-3 脂肪酸是更好的补充品。有 2 项研究表明，ω-3 脂肪酸对孤独症孩子有益。我每周还食用 2 次三文鱼或者沙丁鱼来补充 ω-3 脂肪酸。不要食用金枪鱼，因为里面的汞含量很高。

　　目前，我把酸奶换成了耐酸菌 / 双歧杆菌补剂，这些益生菌补剂中含有数量上亿的微生物，和酸奶中的类型一样。选用益生菌补剂的一个原因是我经常四处旅行，酸奶无法带上飞机，而益生菌胶囊就比较方便。酵母菌感染和尿路感染对我来说仿佛是相克的，我有酵母菌感染的时候就不会有尿路感染。当我感觉尿路要出问题的时候，我就马上停止服用益生菌，摄取一些糖分并补充蔓越莓精华。少量的糖分能激发酵母菌的生长，从而有效抑制尿路感染的发生。这只是在我感觉有一点尿路感染迹象的时候才管用，如果感染已经发生，我还是需要服用抗生素来控制。我也服用一种抗酵母菌的草药制品（Solaray Yeast Cleanse）。如果我必须服用抗生素，就要停掉所有草药制剂，因为它们有可能抑制抗生素的作用。

生物疗法和常规药物的选择

　　我们对于在孤独症谱系障碍人士身上采用生物疗法的知识在逐步增长，某些生物疗法简单且相对便宜，不妨一试。也有一些疗法很昂贵且安全性不明确，比如，我们需要非常小心地面对排毒疗法，因

---

① 译注：全食超市（Whole Foods），美国最大的有机和天然食品连锁超市。

为不合适的剂量有可能导致死亡。目前的研究还表明，高压氧不是一种有效的疗法，而禁食，补充深海鱼油、维生素 B 和二甲基甘氨酸（dimethylglycine, DMG）或益生菌都是无攻击性的，是值得一试的治疗方法。

在治疗抑郁症方面，补充肌酸被认为是有益的。另外，褪黑素（melatonin）通常对辅助睡眠有帮助，有研究表明，针对孤独症谱系障碍群体中常见的睡眠障碍，使用褪黑素会带来正面效果。

目前，对 ω-3 脂肪酸的研究还不明朗。一项分析表明，ω-3 脂肪酸对 ADHD 有帮助，而针对孤独症的研究则几乎空白。关于生物疗法的有效性还需要大量的科学研究证实，而它在不同的孤独症亚型上的效果可能也不一样。在研究还无法证实的时候，父母需要仔细考虑生物疗法的优缺点，在每次加入新的生物疗法时，都需要仔细辨认效果和副作用。

同时使用常规精神类药物和生物疗法在我这里没有冲突。不过每个孩子和家庭都有所不同，父母们不要听到周围的人好像都在使用，就给孩子增加任何一种生物疗法或精神类药物。我是一个有实验精神的人，我如果尝试一种替代疗法，如禁食，首先就要深入了解我应当做什么，它是不是会打扰我的日常工作和大量的旅行计划，会不会过于昂贵。父母也应当在研究和计划好之后，才在孩子身上实验不同的选择。

寻找信息的窍门

一个决定我选择某种治疗方法的因素是，它应当基于严格的科学研究成果，即在权威和同行认可的杂志上有发表的文章。这就是医学界常说的"循证医学"证明。不幸的是，目前大部分针对孤独症谱系障碍的治疗方法没有足够的科学研究证明。对父母而言，他们需要想尽办法来帮助孩子，但在现实中如何应对那些没有被科学研究认可的治疗方法呢？在父母、老师和孤独症谱系障碍群体的互动圈子里往往有大量有价值的信息。我的主食肉类和鸡蛋日常食谱就是从一个用常规药物无法控制住酵母菌感染的朋友那里得来的。我相信那些没有商业动机的信息来源，对于常规药物和生物疗法都是如此。因为哪怕是一个专业人士，如医学博士，都不能说没有个人偏见，或者能够凭良心说话。现在，医生拿药厂的红包，专门开指定的药物是常见现象，所以父母必须用知识来武装自己，成为合格的消费者，学会质疑和调查评估任何一种给孩子吃的药物和补剂。

另一个决定我选择的因素是，我需要找到有说服力的证据来证明那些价格高昂、对身体有攻击性和潜在危险的治疗方法的有效性。我可以听从朋友的建议，对饮食习惯做简单调整，但我不会仅仅因为听其他人说值得一试，就花几千美元去尝试有危险性的治疗方法。1980 年，当我刚开始服用丙米嗪来控制焦虑的时候，很少有医生知道抗抑郁症药物还可以用来治疗焦虑和惊恐发作。我在大众杂志上读到了最新的研究成果，然后到科学杂志上找到相应的文献拿给医生看，让他给我开这种药。之后我们根据服药情况讨论的结果是，这个选择是正确的。

现在在互联网上寻找药物信息非常容易，但不是所有的信息都可靠。在真正有用的信息中，往往掺杂着大量卖药商人做的垃圾广告。为了避免被垃圾信息所干扰，我们可以在 Pubmed、Google Scholar 或 Scirus 网页上搜索可靠的科学文献。Pubmed 会给出美国国家医学图书馆里所有文献的免费摘要；Google Scholar 专门用来搜索科学文献，能屏蔽大多数商业网站；Scirus 的功能也类似，我们可以在上面找到大量免费的科学文献。在一些父母和孤独症谱系障碍群体聚集的交流网站上我们也可以得到可靠的窍门和信息。

如果你找不到任何科学文献，那我还有一条规则可以用来评估某些看似怪异、昂贵或危险的治疗方法，就是 3 个家庭或 3 个人规则。我需要找到使用这一治疗方法的 3 个家庭，如果他们能在我准备的 30 分钟的详细提问中证明那个治疗方法的确有效，我就会认可。我的第一个问题是："你在使用疗法 X 的时候，是否同时开始使用禁食疗法或者 ABA 训练呢？"如果他们说是的，我就不能判定这个治疗方法是否真的有效。接下来的问题还有："应用这一治疗方法后，孩子有什么特别的行为改变吗？"我不能接受类似这样的回答："他看起来好多了。"我需要更具体的内容，比如，"在 2 周内，他从会说 10 个词发展到 75 个词"，或者"情绪爆发从每天 5 次减少到每周 1 次"。如果那个家庭不能提供这样准确的信息，他们很可能对这一疗法的信任仅仅来源于自己的一厢情愿，或者医学上常见的安慰剂效应 ①。通过我所做的调查，我发现不止 3 个家庭，有更多人在禁食疗法、伊尔伦有色眼镜（Irlen lenses）和某些补剂上取得了正面的效果。而对于某些更偏门的疗法，我甚至都找不到有 3 个家庭在使用，所有我能遇到的宣传人员实际上都是销售人员。在对待新的生物疗法上面，我们需要开阔视野，在使用常规药物上也是如此，不过最终还是要记住那句老话："买的不如卖的精。"

---

① 译注：安慰剂效应（placebo effect），指病人虽然接受的是无效的治疗，但却"预料"或"相信"治疗有效，而使症状得到缓解的现象。

从常规疗法和替代药物的清单中选出对你有效的，其他的就不予以考虑。

替代疗法还是常规药物治疗

（选自 2004 年 3—4 月刊）

我们发现，在孤独症谱系领域内的诸多问题辩论中，关于常规精神类药物和替代疗法（如禁食疗法和维生素补剂）之间效果的辩论占了很大比例，其中很多人持有偏见。作为一个务实的人，我相信最好的办法是，不管疗法属于哪种类型，我们都要选择那些对自己来说最有效的方法。在孤独症谱系领域内很大的一个问题是，某些专家太执着于他们喜爱的那种治疗方法，导致常规药物和自然 / 生物疗法的争论总成为该领域内的热点。我建议父母们忽略辩论中的修辞手法，从逻辑和事实上入手分析，到底什么对孩子最有效。我认为这才是解决孩子问题的最科学的态度和做法。因为孤独症谱系具有宽泛性和独特性，所以对很多人都有效的方法并不一定对你的孩子是最有效的。

CBD 油（大麻二酚）

对 CBD 油的关注度在持续增加，CBD 油是去除了大麻中的四氢大麻酚（Tetrahydrocannabinol, THC）的一种产品，不会让人产生兴奋感。在美国，CBD 油在一部分州属于合法使用，在全球也有部分国家合法。研究发现大麻二酚（Cannabidiol）治疗严重的难控癫痫发作有效果，也有证据显示 CBD 油可以改善孤独症和 ADHD 患者的某些症状。有些孤独症谱系障碍人士通过吸食大麻来缓解焦虑，但儿童和青少年最好不要这样做，因为大麻中的 THC 对发育中的大脑有损害。大脑在 25 岁之前都没有发育完全，所以 25 岁之前最好不要使用大麻制品，特别是 THC 含量较高的。此外，我们也建议不要用电子烟吸 CBD 油，因为这会对肺部造成永久损伤。

结合常规药物和替代疗法治疗的例子

我看到一些对常规药物和替代疗法都适应的个例，最有名的一个例子是唐娜·威廉姆斯，一位孤独症女士，她著有《没有世界，没有人》（*Nobody Nowhere*）和《我的世界，我的人》（*Somebody Somewhere*）。这些年，我在不少会议上都能遇到唐娜，早些时候，她无法忍受人们的鼓掌声，每当她讲完话，她都必须逃回小房间去，而现在她能够忍受大会议室的观众和任何嘈杂声音。唐娜在和我聊天的时候告诉我，伊尔伦有色眼镜及麸蛋白和酪蛋白禁食疗法对她很有帮助，能够缓解她严重的感觉问题。唐娜一直相信替代疗法可以达到常规精神类药物的效果。

在 2002 年澳洲孤独症会议上，唐娜告诉听众，她开始服用利培酮（只有 1/4 毫克），一点点常规药物和禁食疗法的组合给她带来了更多正面的效果。有一个研究案例指出，利培酮可以减少人对声音的敏感度，这也许解释了唐娜现在可以忍受大而吵闹的环境的原因。而且小剂量的药物也保证了安全性。

我还认识一个人，她说伊尔伦有色眼镜及麸蛋白和酪蛋白禁食疗法，以及盐酸舍曲林等抗抑郁症药物都对她有帮助，她最先服用盐酸舍曲林，一年之后开始戴有色眼镜。眼镜对她工整书写和完成作业很有帮助，而且长期的效果证明这些都不是安慰剂效应，因为最初她认为戴着有色眼镜写作业看上去太傻了，而现在她喜欢上了这种眼镜。在戴眼镜一年以后，她开始使用麸蛋白和酪蛋白禁食疗法治疗，进一步提高了自己的状态。现在她依然严格地遵守禁食麸蛋白和酪蛋白，但已经可以添加一些奶制品。像唐娜一样，她坚持使用伊尔伦有色眼镜、常规药物和禁食的组合治疗方案。

谨慎选择

我们也需要注意，不要把太多的治疗方法混在一起。通常来说，服用 6 种不同的常规精神类药物肯定是弊大于利的，而服用药店里每一种看上去不错的补剂简直就是愚蠢。我喜欢"照单点菜"的方式，列出几种对你有效的药物或疗法（无论是常规药物还是替代疗法），选择使用，其他的就不予考虑。对我来说，麸蛋白和酪蛋白禁食疗法对焦虑症没有任何作用，但我通过食用动物蛋白，如牛肉和鸡蛋，缓解了头晕。我也服用常规抗抑郁症药物。

通过大量的尝试，我找到了适合自己的组合治疗方案，你也能找到适合你的方法，或者适合你孩子的方法，这值得花费精力。

补剂和禁食

有科学证据表明，在特殊情况下，自然疗法是有效的。荷兰的迪恩肯·博思（Dienke Bos）博士发现摄入 ω-3 脂肪酸可以改善 ADHD 症状。一些新的研究表明深海鱼油（ω-3 脂肪酸）可能会帮助成人缓解抑郁症状。由于某些抑郁症状和轻微炎症有关联，所有深海鱼油和其他消炎类药物（比如阿司匹林或塞来昔布）可能都会起作用。很多家长发现禁食酪蛋白和麸蛋白对孤独症谱系障碍孩子有帮助。一些孩子如果不禁食麸质，就会产生严重的反应。还有一项研究显示一种改善过的生酮饮食加上椰子油会给孤独症谱系障碍孩子带来益处。孤独症谱系障碍儿童和成人还经常共存睡眠障碍和胃肠问题。一项随机双盲实验表明服用缓释褪黑素可以改善睡眠。另外有三项新的研究表明服用益生菌可以改善胃肠问题。

医学进展

上篇文章介绍了关于补剂的新研究及 CBD 油。这篇文章要概括介绍与医学相关的其他最新信息。焦虑是困扰孤独症谱系障碍青少年和成人的主要问题之一。来自家长和学校的一份报告指出，焦虑和惊恐发作严重影响到学生参与融合活动。在 20 多岁的时候，我曾对公开演讲和坐飞机感到非常恐惧。在每次公开讲话前，我都要竭力安抚自己。如果幻灯片做得非常好，我感觉就会好一些。为了应对恐飞，我会带上几样有趣的小玩具，这样恐惧感就会被兴趣冲淡。

在我之前的文章中，比如《用图像思考》一书里，讨论过低剂量的抗抑郁症药物大大改善了我严重的惊恐发作。肯尼迪·克里格（Kennedy Kreger）研究所的一篇综述文章，很好地总结了针对焦虑症的药物治疗方法。在这篇综述文章中，他们讨论了抗抑郁症药物会导致情绪过激，不过没有涉及低剂量抑郁症药物的作用。如果你在服用抑郁症药物时，出现躁动或失眠，就需要考虑降低剂量。我还发现一篇文章，来自 D.W. 克尔曼（D.W. Coleman）博士，是关于孤独症的药理学研究的（参见电子版参考资料）。很多孤独症谱系障碍人士日常服用了过多药物。来自医疗补助计划的数据显示，孤独症谱系障碍成人中大约有 50% 的人服用超过 6 种药物。这就很有可能服用药物过度了。来自西弗吉尼亚大学的里尼·沃季拉（Rini Votira）讨论了利培酮和阿立哌唑的严重副作用。还有一些新的研究是关于治疗顽固抑郁症的，研究发现在一些病例中，偏低的甲状腺素水平可能是原因之一。

父母、老师和医生在使用药物时，必须加入自己的逻辑判断。如果孩子吃过多种类的药，就可能会给他们发育中的大脑带来未知影响。只有那些有明显疗效的药物，才适合使用。

孤独症和癫痫

孤独症谱系障碍和其他发育障碍的个体，经常会出现情绪崩溃。情绪崩溃的原因很多，首先我们要明确是行为类的还是医学类的因素导致的。下面列举了情绪崩溃的主要原因。

- **行为类**——儿童因为没有满足愿望而发脾气。
- **行为类**——儿童因为无法表达意愿而烦躁。我们需要给儿童提供合适的交流方式。
- **行为类**——儿童为了逃避不想执行的任务。
- **医学类**——青少年和成人面对很响的噪声或感觉过载环境，出现严重的感觉过敏，引发情绪崩溃或暴力行为。低剂量的利培酮可能会有帮助，利培酮是 FDA 批准的非典型抗精神病药物，可用于治疗孤独症伴随的过激行为。因为该药存在严重的副作用，最好不要给儿童服用。
- **医学类**——精神运动性癫痫。抗癫痫药物可能对没有原因就突然发作、患者会尖叫或击打的情况有效。如果儿童在安静环境中休息时，还经常情绪崩溃，就需要考虑是否患有精神运动性癫痫。这种疾病很难被诊断。抗痉挛类药物如果有效，效果就会很明显。有调查显示，孤独症患者中评价最好的药物是拉莫三嗪和奥卡西平（Oxcarbazepine）。
- **医学类**——闷热天气导致的愤怒情绪。部分儿童和成人服用降压药会有所改善。参见书籍《暴力攻击儿童的希望》（*Hope for the Violently Aggressive Child*）中的建议。

其他新发现

一项随机双盲实验发现褪黑素可以改善孤独症谱系障碍人士的睡眠问题。有些家长因为担心常规药物的副作用，倾向于服用自然补剂。这种担心有一定道理，不过很多药物的益处还是远大于副作用的，部分药物对于防止大脑退化也有帮助。有研究显示，长期服用西酞普兰（Citalopram），即一种 SSRI 抗抑郁症药物，可以预防阿尔茨海默病，同时它也是治疗焦虑的常用药物。

孤独症的成因

关于孤独症的成因有很多推测。基因是一个主要因素。有很多基因参与大脑发育过程，其中一些和孤独症相关。基因组测试显示，和孤独症发病相关的基因在人类和动物上都存在。那么，孤独症发病率是否越来越高了呢？

我认为孤独症的发病率升高的部分原因是，现在的孩子面对屏幕的时间太长，缺少同伴间的社交互动活动。在我小时候，可不是这样的。现在如果一个孩子有轻微的社交障碍，而他的童年又缺乏社交互动，那么可能他的轻微障碍就会变得更加明显。

在孤独症的发病因素中，基因和环境都很重要。现在的儿童缺乏毅力和忍耐力，他们普遍缺少解决问题的训练。对老鼠觅食的研究表明，直接被提供食物的老鼠，在毅力和能力方面远不如那些需要走通迷宫才获得食物的老鼠。儿童也一样，他们需要更多时间去探索环境，独立解决问题。

在你要求更强效的精神类药物之前，你必须绝对明确地排除其他
可被治愈的身体疾病的影响。

未知疾病会导致行为问题

（选自 2009 年 5—6 月刊）

　　玛格丽特·鲍曼博士和蒂莫西·布伊（Timothy Buie）博士在马萨诸塞州中心医院会诊过很多孤独症谱系障碍孩子。他们警告其他医生、父母和老师，必须在给孩子使用任何精神类药物（如利培酮）之前排除那些未知的、会带来疼痛和压力的其他医学问题。一些医生在面对孤独症谱系障碍孩子的时候，可能都不会去检查那些在普通孩子身上常见的疾病，只会假设孤独症谱系障碍孩子的所有行为问题都是孤独症导致的。作为一位儿童胃肠病学专家，布伊博士解释说，大约有24%的普通孩子患有令人苦恼的胃肠问题，而在孤独症谱系障碍孩子中间，这个比例可能会更高。

　　在 2008 年加拿大多伦多国际会议中心召开的孤独症会议中，布伊博士展示了 3 个无口语的孤独症儿童案例，这三个孩子都有严重的行为问题，而最终分析显示，这些行为问题都是因为不明显的胃肠疾病导致的。在第一个视频中，一个小女孩拒绝坐在桌子边训练，她一直不停地动，安静不下来，她还用一种奇怪的姿势，而不是抱着肚子来表示自己的身体不适；在第二个视频中，一个孩子拒绝平躺，一直不停地打人；第三个视频中的孩子有严重的自伤行为和奇怪的敬礼动作。

　　这三个孩子都被证明受到胃酸反流问题的困扰，这是很常见的消化系统疾病。虽然没有一个孩子的行为显示他们胃肠不舒服，他们也没有任何便秘、呕吐和腹泻症状，他们也不会经常摸着肚子或胸部表示难受，但是他们独特的古怪行为反映了身体的难受情况。对无口语的孩子来说，行为是他们唯一用来表达不舒服的方式，一些身体动作无疑显示他们在试图缓解疼痛。这三个孩子在服用治疗胃酸的药物之后，行为都大大改善了。

非处方药可以很轻易地缓解胃酸反流，如法莫替丁（Famotidine）或兰索拉唑（Lansoprazole）。还有其他一些常见的处理方法是，不要让孩子刚吃完饭就躺倒，要抬高头部让胃液留在胃里，防止灼伤食道。如果在孩子的枕头上能看到棕色的污痕，那往往是胃酸反流的迹象，其他迹象包括咬衣服或其他物品，或者拍打胸部。有胃肠问题的孩子更有可能出现感觉过敏问题和焦虑现象。

其他可能的身体疾病

胃酸反流只是众多身体疾病导致行为问题的一种。其他胃肠问题，如便秘或幽门螺旋杆菌也会引起疼痛。幽门螺旋杆菌能导致胃溃疡，它通过常规的大便检查就能查出，然后由医生开药治疗。我也与老师和父母们谈过，孩子的行为问题有可能会在治疗了中耳炎或牙疼之后有明显好转。严重的酵母菌感染也会让儿童感觉痛苦，应当及时治疗。

鲍曼博士报告了她在临床处理几百位孤独症谱系障碍孩子之后的有效观察手段，而且她发现女孩的行为问题在青春期的时候要比男孩严重。我能理解这点，当青春期发育开始的时候，我的焦虑感和恐慌感都加剧了。鲍曼博士还发现有些孤独症女孩体内的雌激素和黄体酮不平衡，治疗激素不平衡能够提高她们的行为表现。父母可以向妇科或内分泌科医生咨询激素不平衡的诊断和治疗问题。

一个经训练可以控制大小便的孩子失去了这种能力会让人难过。而当这种情况出现时，我们首先要排除尿路感染，这可以很容易由尿液检查出来。其他可能的情况还有胃肠问题导致的腹泻或寄生虫感染。鲍曼博士发现有些前青春期的孩子会失去对膀胱的控制能力，起因是膀胱痉挛，而奥昔布宁（Ditropan）对此会有所帮助。

总之，我们很有必要记住，对孤独症谱系障碍的大多数孩子来说，特别是那些无口语和语言表达能力有限的孩子，行为是他们唯一的表达方式。突然出现的无法解释的行为持续了几天或几周，通常反映了未知的身体疾病。因此，我们在向医生要求更多、更强效的精神类药物之前，必须绝对明确地排除其他可被治愈的身体疾病的影响。

通过观察那些实际进行干预训练的老师们，我发现在教育过程中，
人往往是比方法更重要的因素。

评估治疗方法

（选自 2004 年 5—6 月刊）

每一个孤独症谱系障碍的人是如此不同。医学治疗或教育训练计划对一个人可能有效，对另一个人则可能无效。比如，一个孩子在高度结构化、分解式教育的学习环境中有实际进步，而另一个孩子在分解式教育中就有可能因为感觉超负荷几乎没有进步，这种情况下，他就需要换一种更温和的教育方式。

大多数孤独症专家认为长时间的早期干预训练是必需的，不过他们在选择干预手段上有分歧，是使用洛瓦斯的 ABA 方法，还是使用其他基于建立社会关系的方法，如斯坦利·格林斯潘（Stanley Greenspan）的地板时光（Floortime）①或人际关系发展干预（Relationship Development Intervention, RDI）。通过观察那些实际进行干预训练的老师们，我发现在教育过程中，人往往是比方法更重要的因素。好的老师往往会做同样的事情，而不管一种训练方法的理论依据是什么。他们往往有天生的直觉知道怎么做才对这个孩子管用，怎么做不管用。他们在当时当地面对不同的孩子会使用最合适的方法，而不管那个方法到底是谁创造的。

如果你注意到某个老师和孩子合不来，或者感觉不到孩子下面应当做什么，那么你就需要换一个老师。科学研究证明，应用行为分析和早期干预丹佛模式是两种有效的早期干预方法。丹佛训练结合了应用行为分析中的回合式教学（Discrete Trial Teaching, DTT）和基于人际关系

---

① 译注：斯坦利·格林斯潘（1941—2010），美国著名儿童精神科专家，发明了针对孤独症谱系障碍儿童的地板时光训练方法。具体原则可参见 2019 年华夏出版社出版的中文版《地板时光》（*Engaging Autism*）。

的训练方法，对年龄更小的幼儿效果最好。

一次改变一种方法

如果你对孩子同时使用了禁食疗法、药物疗法和教育训练，那么判断到底哪种方法起了效果就不太可能，所以你每次只能新加一种方法。很多父母不敢这样做，因为他们想给孩子提供最好的训练，他们害怕时间流逝得太快，来不及完成他们想要做的所有事情。不过在大多数情况下，一个 30 天的短暂实验就能看出一种新的训练方法和治疗方法是否有效。另外一种有效的评估手段是盲评，就是负责评估的人不知道孩子用的是哪种训练方法或药物。比如，如果学校老师最近提到孩子的行为大有长进，就说明你最近在家使用的这个干预方法起到了效果（前提是你没有告诉老师孩子在家做了什么）。

特别是对判断药物的疗效来说，父母的观察非常重要。服用药物的一个重要原则是，在冒有巨大副作用的风险下，这种药物必须能够给孩子带来巨大和明显的进步。例如，服药之后，孩子的愤怒情绪从每周爆发 10 次减少到每月 1 次，这就说明药物起到了真正的作用。父母需要平衡药物的益处和风险，如果某种药物只导致孩子的情绪有轻微的稳定，那么考虑到副作用的危险性，这种药物可能就不值得被使用。

目前，市面上有大量针对孤独症谱系障碍的训练和治疗方法，其中一些已经被严格的科学研究证实有效，而还有很多未被证实。分解式教育计划、早期干预丹佛模式和 SSRI 抗抑郁症药物，如氟西汀或盐酸舍曲林，都经过了严格的科学研究。伊尔伦有色眼镜和禁食疗法在科学上鲜有证明，但很多孤独症谱系障碍人士都认为它们有效。它们在科学上没有得到证实的原因之一是这些方法只对孤独症谱系障碍中特定的某一部分人有效，而对此需要进行更进一步的科学研究，以确定针对孤独症某一特定分支群体来说，什么方案会达到最有效的结果。

总之，每次加入一种新的训练或治疗方法后，你最好要详细记录效果，并避免使用那些模糊的词汇，如"我孩子真的进步了"。对孩子的变化你要具体记录，无论是正面的还是负面的，至少要做到每天记录 1 次。好的记录应当使用这种类型的语言，"我的孩子 1 周学会了 10 个单词"，或者"他发脾气的次数从每天 4 次减少到 4 天 1 次"。清晰而详细的信息能够帮助你做出准确的判断，长期帮助孩子成长。

短期药物实验带来的问题

在评估精神类药物方面，非常短期且无实际意义的药物实验引起了越来越多的争议。严重的药物副作用在 6~8 周的实验区间里根本看不出来，如一些非典型抗精神病药物（利培酮和富马酸喹硫平）。我注意到 FDA 批准了给 5 岁孤独症孩子服用利培酮，这让我有些担心。虽然这个药物被 FDA 批准，但对绝大多数 5 岁孩子来说，长期服用的副作用可能很大，这有可能依然会是一个错误的选择。对于非常年幼的孩子，其他更安全的处理手段，如禁食疗法和深海鱼油补剂，应当是父母尝试的首选。现在有太多强烈的药物被用在幼儿身上。不过，对年长一些的孩子和成人来说，利培酮是必要的选择。

所有药物都有危险性，在决定药物的使用时，效用必须明显大于危险性。

药物使用：危险性和效用分析

（选自 2005 年 7—8 月刊）

最近在某些药物的危险性方面有很多公开争议，包括抗抑郁症药物和针对关节炎的止疼药。这让正在服用这些药物的孩子的父母非常担心，也让那些犹豫着是否让孩子服药的家长多了几分疑惑。

所有药物都有危险性，因此在决定某种药物的使用时，效用必须明显大于危险性。常识告诉我们，比起服用副作用小的药物，服用那些副作用大的药物需要更谨慎。一个相对安全的办法是在同类药物中，首先尝试副作用相对较小的药物。

用逻辑来分析到底应当选用什么药物，最好依据以下三项原则，但前提是我们首先选择了非药物方式，而这些方式无法减轻任何症状。儿童刚开始参与行为干预训练的时候，最好不要服用药物，先把能用的非药物方法都试过了再考虑服用药物。大量科研文献表明，儿童比成人表现出更多的药物负面反应。

- 每次开始时只服用一种药物，以便判断疗效。在刚开始服药的同时，不要改变原来的教育训练和饮食治疗方法。服药后观察几周到一个月的时间，才能改成其他训练项目的内容。坚持记录孩子的行为举动变化和活跃程度，有助于分析药物的副作用并评估孩子的进步程度。

- 一种有效的药物应当会产生明显的疗效。父母如果给孩子大剂量服用某种药物，却只能达到轻微的情绪稳定效果，可能就不值得冒产生副作用的风险。一种药物即使抑制了孩子的多动，但是让孩子整天昏昏欲睡，就也不是一个好的选择。我非常担心越来越多的医生给幼儿开大剂量的精神类药物。对幼儿来说，我建议首先应当选择禁食疗法或深海鱼油补剂，而不是考虑强效药物。

- 一个人如果对一种药物反应良好，就没必要换药，特别是新药。新药并不等于说效果就更好，制药公司在专利保护期间大力推广新药，但在专利保护期之后就不做宣传了。其实很多常用的老一代药物既有效又便宜，不过在选择的时候也要留心品牌。你如果找到一种好品牌，就坚持使用，不要随便换，因为药剂的生产过程对药物的吸收快慢有影响，对药物的效果也有影响，尤其是缓释药物。

为了正确选择药物，父母需要了解常用药物的所有危险性。下面我总结了 6 种最常见药品种类的效果和危险性。

1. 抗抑郁症药物［SSRI（如氟西汀）和第一代的三环类药物］。对孤独症谱系障碍人士来说，服用抗抑郁症药物的剂量要小于推荐剂量。一些孤独症谱系障碍人士只需要服用通常剂量的 1/4 到 1/2。过量服用容易导致很多问题，如失眠和情绪激动，正确的小剂量服用的效果是正面的。如果剂量过大，反应可能就会很严重。药物反应通常发生在服药之后的一周内，你如果对药物有反应，就应当及时停药或服用更低的剂量。堪萨斯大学医学中心（University of Kansas Medical Center）的研究人员发现，低剂量的上一代阿米替林（Amitriptyline）对孤独症谱系障碍人士有帮助。我认识一些设计专业人员，他们服用小剂量的氟西汀，效果不错。

不过我也听说帕罗西汀（Paroxetine）对记忆力有影响，选择氟西汀、盐酸舍曲林或艾司西酞普兰的效果可能会更好。有一个分析报告指出，相比于其他 SSRI 药品，氟西汀对孤独症谱系障碍人士来说效果最好。不过，如果你正在服用帕罗西汀，并感觉良好，没有明显副作用的话，就还是不要换药。市场上还有一些更新的抗抑郁症药物，不过虽然价格更昂贵，但比起旧的药物并没有明显改进。

抗抑郁症药物对焦虑、惊恐发作、强迫症、社交恐惧和思虑过度也很有效。很多抗抑郁症药瓶上有一块黑色警告标志，说明在使用初期（前 8 个星期）个体试图自杀的念头可能会增加。为了更安全，通常医生会让个体先试用 SSRI 药物，三环类药物会给某些个体带来心脏问题，而氟西汀使个体产生自杀念头的可能性最小。

2. 非典型抗精神病药物。此类药物如利培酮、富马酸喹硫平和阿立哌唑。FDA 明确指出这些药物可以应用于与孤独症谱系障碍相关的愤怒情绪，它声明愤怒情绪可能存在感觉方面的生理基础。这些药的副作用很大，包括增加体重，增加糖尿病的危险，导致迟发性运动障碍（帕金森式抖动）等。迟发性运动障碍有时会导致永久性损伤，停药后可能还会继续造成伤害。一项研究显示，有 15% 的儿童服用阿立哌唑后出现震颤或其他神经系统的问题。对幼儿服药的调查表明，服药 1 年之后幼儿就可能出现迟发性运动障碍。虽然在这些药物上没有黑色警告标志，但是长期服用这些药物的危险性往往要大于抗抑郁症药物。如果服药的副作用是增加 50 千克体重，那么这类药物就肯定会对身体健康产生影响，导致身体活跃度降低，个体也更容易遭到社会排斥而打击自尊心。个体服药时间越长，危险性就越大，在必要的时候可以考虑低剂量服用。

年龄较大的孩子和成人使用这类药物对控制非常严重的攻击行为比较有效。在使用这类药物对攻击行为进行控制之前，我们应当首先考虑使用行为干预疗法，要掌握好药效和危险性在症状严重的人身上的平衡。对症状轻微的人来说，药物的危险性过大。

同样，这类药物不适用于作为睡眠辅助药物或者用来处理注意力集中问题，因为副作用太明显了。

3. 兴奋类药物。此类药物如哌甲酯（Methylphenidate）和右旋安非他命和安非他命（combination of dextroamphetamine and amphetamine）。这些药物通常用于有 ADHD 的孩子和成人。对孤独症谱系障碍儿童来说，兴奋类药物会加重语言迟滞问题，但能够缓解没有语言迟滞的轻度孤独症和阿斯伯格综合征儿童的多动症状。相比非典型抗精神病药物，兴奋类药物的长期副作用较小，但怀疑或确诊有心脏问题的儿童应禁止服用。兴奋类药物的效果很好，在服用一两次之后就能看出疗效，而其他药物往往需要几周的时间才能确定疗效。

4. 抗惊厥（癫痫）药物。这类药物是常规处理惊厥和癫痫的药物，对抑制攻击性行为和保持情绪稳定也有疗效。如果攻击行为是突发的，像打开了开关一样，抗惊厥药物就会很有效。这类人群突发的愤怒情绪就好像从天而降，没有任何预兆，这可能是由察觉不到的微小痉挛引起的。要明确是否存在微小的惊厥发作，就只能在无镇静剂的情况下使用睡眠脑电图（Electroencephalogram, EEG）。对很多孤独症谱系障碍儿童和成人来说，这项测试很难执行，我们只能谨慎地用一些抗惊厥药物实验来代替，尤其是在怀疑有癫痫类行为发生的情况下。利培酮和其他非典型抗精神病药物可能对非突发的攻击性行为更有效，因为对某些特定人群更对症。来自堪萨斯州的精神药物学家马克·古德曼（Mark Goodman）报告说抗惊厥药物拉莫三嗪（Lamotrigine）对抑制孤独症谱系障碍青少年的攻击行为非常有效。其他抗惊厥药物还有托吡酯（Topiramate）和双丙戊酸钠（Divalproex sodium）。

抗惊厥药物的主要问题是经常要通过血液检查来判断是否伤害了肝脏。个体如果在开始服药 6 个月期间发生皮疹，就必须马上停药。皮疹通常在服药开始后的 2~8 周出现，继续服药的话有可能致命。很多人都可以接受抗惊厥药物，在服药 1 年内不会出现肝脏和皮疹问题。仔细监控的话我们可以避免危险的副作用出现，因为在产生严重伤害之前还来得及停药。

在一篇关于抗惊厥药物的分析报告中，研究者总结说，这类药物不会对孤独症谱系障碍典型特征产生作用。当然，孤独症谱系障碍的诊断并不像结核病的诊断那样精确。对有癫痫症状的孤独症谱系障碍人士来说，药物有可能产生积极作用。FDA 批准了抗惊厥药物应用于癫痫和情绪发作的治疗。我建议有严重攻击行为的孤独症儿童的家长可以咨询有治疗癫痫经验的神经科医生，这样可能会摸索出好的疗法。

5. 抗高血压药物。这些药物原本是用来治疗高血压的，但是它们也有强烈的抗焦虑和使人平静的效用。我认识的一些设计师有严重的焦虑问题，他们服用小剂量的氟西汀加上 β 受体阻滞剂普萘洛尔（Propranolol），结果生活状态大为改善。普萘洛尔是老一代治疗高血压的药物，具有新的效用。军方有研究证明，普萘洛尔还可以用来治疗创伤后应激障碍（Post Traumatic Stress Disorder, PTSD），在大战之后能阻止巨大的恐惧反应。普萘洛尔还可以帮助无口语人群控制愤怒情绪，过度愤怒往往让他们发热和出汗，好像要喘不过气来。

拉尔夫·安克曼（Ralph Ankenman）博士在《暴力攻击儿童的希望》一书中，描述了如何使用 α 和 β 受体阻滞剂来控制愤怒情绪。其他治疗高血压的药物也可以帮助孩子保持平静的情绪，或者让孩子进入睡眠状态。可乐定（Clonidine）对辅助睡眠有很好的疗效。抗高血压药物相比非典型抗精神病药物而言，通常长期副作用较小，但因为它是抗高血压药物，所以个体有可能出现低血压导致的头晕。个体在最初服用抗高血压药物时，需要避免开车直到他可以适应为止。

6. 苯二氮卓类药物。这类药物可以用来治疗焦虑症，但有很多缺点，因为容易成瘾，吃上了之后要停药非常困难。这类药物常见的有阿普唑仑（Alprazolam）、地西泮（Diazepam）、氯硝西泮（Clonazepam）等。通常抗抑郁症药物，如氟西汀和盐酸舍曲林，或者抗高血压药物，对长期焦虑症的控制比这类药物效果更好。哈佛大学（Harvard University）的约翰·拉泰（John Ratey）博士，根据自己面诊孤独症谱系障碍人士的经验，建议医生避免开这类药物。

老药和新药的比较

市场上随时都能看到出现新品种的非典型抗精神病药物和抗抑郁症药物。一些新药和老药相比只有一点点优势，大多数的新药都是在老药的化合物组成上面改动一点形成的，通常老药依然有很好的疗效，但是因为过了专利保护期，非常便宜，制药公司就不做宣传了。在我更新本章内容的时候，市场上还没有发现完全新型的常规药物，或者有些药物正在研究中，等待 FDA 的批准。目前为止，处理孤独症谱系障碍人士的几类常规药物都是普通的有效药物。

从副作用和危险性来说，服用抗抑郁症药物和抗高血压药物对个体长期的健康更安全。但在某些情况下，因为效用明显，利培酮给个体带来的益处会远远大于危险性，因为它可以非常有效地控制暴力行为。如果服用这种药物能够让一个青春期的孩子去上学，适应社会环境，在其他认知和行为训练中有足够的自我控制能力，冒风险还是值得的。

父母必须理性而有逻辑地评估各种药物的效用和危险性，以决定给孩子服用什么药物。父母在和孩子的医生全面讨论药物的影响时，记得向医生索要药物的所有副作用清单，并在互联网上多研究学习，探寻这类药物在孤独症谱系障碍人群中使用的广度和效果。特别是对年幼的孩子来说，父母的谨慎小心和认真研究非常重要。医生和父母必须避免在孩子出现困难时，一味依赖加大药物剂量和加入新药。我见过这样的父母，他们的孩子同时服用 8 种不同的药物，孩子安静得看上去就像个木头人。

如果我们小心、保守地用药，药物的确可以解决很多问题。不过，如果药物仅仅是我们在感觉无能为力的时候，不经过理性分析就用来处理问题的手段，那孩子的身体就会因过度用药而无法正常运作了。

老药的新用途

纽约西奈山医院（Sinai Hospital）的亚历山大·科莱夫松（Alexander Kolevzon）博士使用氟西汀或盐酸舍曲林来治疗焦虑症，他发现增强缓释的盐酸胍法辛（Guanfacine）或托莫西汀（Atomoxetine）也有疗效。这些都是治疗 ADHD 的普通药物。盐酸胍法辛也是治疗高血压的药物，而托莫西汀类似于抗抑郁症药物。盐酸胍法辛在高血压和 ADHD 的治疗中可能使用不同的名称。这些都是安全性高的老药，现在又被发现有新的用途。西奥多·亨德森（Theodore Henderson）博士在治疗孤独症时，还使用了我用来治疗焦虑的地昔帕明，该药对他的 80% 的病人有疗效。

当我和 40 岁以上的人一起吃饭时，常会聊到耳鸣，我发现很多人都有这个问题，耳鸣或晕眩，但不是所有人都去看医生。

对于耳鸣的治疗

（选自 2010 年 3—4 月刊）

我快 60 岁的时候，得了梅尼埃病[①]，这是一种免疫系统代谢障碍类疾病，症状是耳鸣、耳聋和晕眩。这让我很惊慌，因为我的一只耳朵差点聋了，而且耳鸣的声音让我发狂，幸运的是，我没有晕眩的问题。我的症状首先是耳鸣，然后在一个月内，一只耳朵丧失了大部分听力，不能听电话。我很害怕另一只耳朵也会失去听力。我看的第一个耳科专家只知道向我推销各种助听设备，好像盼着我赶紧听不见。另外一个医生利用类固醇类药物泼尼松（Prednisone）控制了事态发展。幸运的是，我那只听力减退的耳朵后来又恢复了一部分听力。

我的耳鸣严重到令我无法入睡，就好像知了在耳边不停地叫，或者是持续不断的低频蛙鸣。我的耳鸣是因为内耳受到自身免疫系统的攻击而损伤后造成的（自身免疫系统问题就是免疫系统错误地攻击和毁坏了身体内健康的部分）。我在网上查到一些偏方来训练大脑忽略耳鸣。有一个网站说自然的声音会有帮助，我就去书店买来这个书店里所有的自然休闲音乐 CD。在晚上，我试着播放好几种不同的 CD 来屏蔽耳中的声音，但是依然睡不好觉。另一个网站上有一条很重要的建议：利用音乐或其他声音来让大脑习惯，而不是用外界声音盖过耳鸣。之后我开始在晚上播放短时间的音乐，非常轻微，要费力才能听到。这一办法的确有效，因为我必须集中注意力才能听到音乐。我发现有一盘 CD 非常有效，只要我轻声播放这盘 CD，就感觉不到耳鸣了。

---

① 译注：梅尼埃病（Ménière's disease），由于内耳的膜半规管积液所引起的眩晕综合征。

无法同时听到三种声音

我想知道为什么这盘录有小溪流水声、音乐声并间杂着鸟叫声的CD 有这样的效果。鸟叫的简短高频声音和连续的低频水声结合起来仿佛最有效，这可能是因为我的大脑不能同时接受 3 种以上的声音；而鸟叫声和流水声一起，可以阻断耳鸣声。其他有效果的声音还包括打开声波发生器的同时播放经典音乐，或者用声波发生器结合电台里的音乐。我试了很多种音乐，发现没有语言的乐曲效果最好，经典摇滚乐和西班牙音乐也能成功，因为我不懂西班牙语。对我来说，肯定无效的是爵士乐或饶舌乐，因为里面有稳定的击打声。在旅馆房间内，我也成功利用收音机里的音乐和电视里的天气预报频道或电影评论频道中的内容来达到效果，那些不让人产生兴趣的电视频道的内容效果最好。现在，我的梅尼埃病大大好转，我不需要外界音乐也可以睡着了。

梅尼埃病是常见病

当我和 40 岁以上的人一起吃饭时，常会聊到耳鸣。我发现很多人都有耳鸣或晕眩的问题，但是很少有人知道原因。我的不少朋友仅仅通过低盐饮食就让耳鸣大为好转，这个简单方法也适用于很多人。我当时吃了 1 周大剂量的泼尼松，然后用 6 个月的时间慢慢把药量减下来。现在我的保守疗法是低盐饮食和服用低剂量的利尿剂氨苯蝶啶（Triamterene）。我如果因为吃了不少盐而忘了吃药，就会感到耳朵里面有压力，耳鸣开始严重。我还得停止服用雌激素（为了治疗盗汗），因为雌激素会让自身免疫系统问题加重。因为我的饮食里没有麸蛋白，所以当耳朵出问题后，我就开始吃低剂量的维生素 B。现在我服用复合维生素 B。

孤独症谱系障碍和自身免疫系统问题通常联系在一起，很多孤独症儿童的父母有耳鸣和头晕，但他们不知道自己有梅尼埃病，在和我交谈的很多人当中，他们说家庭医生也不知道他们有什么问题。有一次我在和一位女士谈到梅尼埃病的时候，她说："原来是这样啊，这解释了我为什么在吃完 1 袋薯片^①之后会头晕。"任何人如果有耳鸣、晕眩、听力下降的症状，都应当咨询医生，判断是否可能患有梅尼埃病。一旦确诊，上面的建议就能用到，它可以帮助你减轻症状。

① 译注：薯片一般盐分很高。

第八章　认知与大脑研究

Chapter 8 Cognition and Brain Research

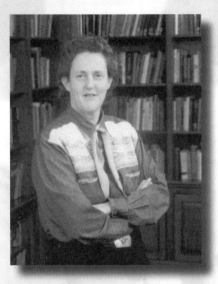

Photo©Rosalie Winard

我把额叶皮层看作是大公司的 CEO，每个办公室都需要链接到那里。

大脑认知功能和思维模式是我特别感兴趣的主题。我很着迷于分析我的思维模式和其他人到底有什么不一样。我喜欢运用智力来分析和解决问题，我本质上是一个技术怪人。这个社会中，有些人能和我分享技术方面的兴趣，有些人更沉迷于情感和社会性方面的思维运作。在美国，有四家研究中心在研究孤独症大脑差异领域取得了重要的成果。他们是加利福尼亚大学圣地亚哥分校的埃里克·库尔希斯内博士的小组，匹兹堡大学的南希·明舒博士和沃尔特·施耐德（Walter Schieder）博士的小组，路易斯安那大学（University of Louisville）的曼纽尔·卡萨诺瓦（Manuel Casanova）博士的小组和犹他大学的研究小组。在《孤独症大脑》一书中，我们对认知与大脑研究的最新成果进行了分析和总结。本章不再重复那本书的内容，而是重点讲述关于轻度孤独症谱系障碍和普通人之间的灰色地带。

孤独症程度较轻的大脑与正常大脑之间应当没有黑白分明的界限。所有的大脑都分成灰质和白质，灰质类似于加工信息的集成电路，而白质则是把各个加工器链接在一起的设备。白质占大脑重量的一半，脑白质就像是链接大脑不同区域的计算机光缆。在正常大脑中，所有大脑区域都会链接到额叶皮层，这使无数带有情感的信息可以存储在大脑的不同区域，明舒博士解释说："在孤独症谱系障碍人士中，链接情感和信息的'光缆'可能受损或没有发育起来。"

大脑结构图像

我如果想理解大脑的工作方式，就必须用现实般的图像来想象，除非面前有图像画面，否则我不可能思考。在读过大量有价值的科学研究报告之后，我用图像方法把所学到的大脑运作知识总结了一下。我把额叶皮层看作是大公司的 CEO，每个办公室都需要链接到那里。不同的人大脑结构不一样，有的 CEO 控制权极强，能够知道公司大楼里面每个角落发生的事情，而有些 CEO 和部门的联系比较少，各个部门有更大的自由度安排自己的运作。如果用计算机网络来形容，大脑就好像是一个巨大的网络系统。

研究者们认为，位于前额叶皮层的功能障碍导致大脑执行能力有问题，这种障碍损害了个体的某些能力，如加工和整理信息，安排计划和排序步骤，灵活地执行，自我管理和完成目标等。在大脑中，主要有两种链接方式决定着大脑网络的能力，一种是大脑不同区域之间通过脑白质的长程链接，另一种是局部区域和相邻区域之间的短程链接。南希·明舒小组和埃里克·库尔希斯内小组做的大量脑部扫描研究证实了这个模型。在孤独症案例中，短程链接很丰富，而脑白质中的长程链接却很少，这说明他们的不同大脑区域之间的联系比普通人群要少。孤独症越严重，距离越远的区域之间的联系就越少。

曼纽尔·卡萨诺瓦小组所做的研究工作表明，在孤独症中，大脑灰质的加工器功能也有一定程度的影响。大脑中最基本的加工器叫微柱[①]，微柱是由几十个神经细胞组成的信息加工单元。在孤独症案例中，微柱的体积相对比较小。卡萨诺瓦小组还做了一些有趣的实验，他们发现三位去世的杰出科学家的大脑和孤独症案例一样，微柱也很小。因为体积小的微柱在单位大脑灰质面积上的数量多，所以在加工具体信息的时候更有效。

认知脑和社会脑

小的微柱链接到脑白质的局域"光缆"系统，类似于办公室内部的沟通；大的微柱链接到脑白质的远程"光缆"系统，可以通向更远端的大脑区域，类似于同一个大楼中不同楼层办公室间的沟通。有些人的大脑天生擅长加工社会性交流，如以通畅的远程链接体系把情感加工中心、执行中心和其他区域快速链接起来；而有些人的大脑则天生擅长数学和图像加工技术。在倾向于局部链接的大脑中，大脑某区域的微柱之间有大量链接，就像是在一个办公室里，堆至天花板的计算机通过大量"光缆"链接在一起，这样就方便了技术高手们在数学和图像方面充分施展超高的天赋。

所以说，一种大脑网络链接模式是有利于高速加工社会信息，而

---

① 译注：微柱（minicolumn），指脑皮质的基本信息加工单元，也译作"功能柱"。微柱在垂直于皮层表面的方向呈柱状分布，里面包含了80~100个功能相同的锥体神经元和中间神经元，以及输入和输出轴突。

忽略局部细节的；而另一种大脑网络链接模式是有利于加工细节的。我们的社会需要专注于细节的人才，否则就不会有电子设备、汽车、计算机和优美的音乐作品。专注于细节的工程师们保证灯会亮，桥不会塌。

孤独症谱系障碍人士一般来说能力不平均，就像是不同部门的内部网络链接的程度不同一样。原因也许是有些部门光缆不够多，不能很好地运作。比如，艺术部门内部链接充分、运作良好，能产生杰出的艺术作品，而另一些部门里只有一根电话线。我是一个纯粹的技术怪才，合适的职业赋予我生命的意义。我在不断学习怎样最大限度地利用大脑现有的链接来生活，我不为自己社会脑的链接缺失很多而感到遗憾。在孤独症谱系中也有一些人的情感回路链接得比我好，他们会对自己有缺陷的社会能力产生烦恼和抑郁感。我想说，生命中的每个人都是独特的，有自己的长处和不足，有独特的个性。用一个流行的比喻就是，只看到杯子一半空着的人是悲观主义者，而能看到杯子满的一半的人是乐观主义者。在孤独症和阿斯伯格综合征群体中也是如此。虽然我们大脑的链接方式有差异，但是我们还有共同的人性，不是所有的生活问题都来源于孤独症本身，还有一些问题来源于我们的本性和人格特征。

米歇尔·道森（Michelle Dawson）是一位孤独症女士，她和加拿大蒙特利尔大学（University of Montreal）的劳伦特·莫特伦（Laurent Mottron）一起做的研究表明，孤独症谱系障碍人群的智力被低估了。普通孩子的智商我们通常用韦氏儿童智力量表（Wechsler Intelligence Scale for Children, WISC）来测量，使用瑞文推理测验（Ravens Progressive Matrices）也会得到和韦氏儿童智力量表接近的分数。而对孤独症谱系障碍孩子，我们使用瑞文推理测验得到的分数会高于韦氏儿童智力量表的分数，平均测试图像推理能力高 30%。瑞文推理测验主要测试的是在一系列抽象图案之间发现逻辑关系的能力。

无口语的孤独症

无论是无口语的孤独症人士还是有流利语言但有严重感觉问题的孤独症人士，都说有类似的体验：他们的知觉是碎片式的，比如，他们能看清颜色，但是看不清形状。有些人说，他们的视觉所见都是像马赛克一样的碎片。大脑的视觉系统有不同的回路来加工颜色、形状和运动。它们必须联合运作得到一个完整的图像。在重度孤独症人士中，甚至有些人的某些局部功能都没有全部链接好。思维部分和运动部分脑白质链接缺陷也可以解释，为什么有些孤独症人士感觉到自己是两个人——一个思考的人和一个运动的人，但是两者之间却没有关联。

南希·明舒和她的同事们在报告中说，重度孤独症人群，他们主要的感觉皮层和相关区域之间缺乏功能性链接。好比在办公大楼中，底层的员工可以通过电话或计算机网络从外界得到足够的信息，但他们相互之间没有联系，无法把信息传递到其他部门。重度孤独症人士的老师和看护者通常报告说，虽然孤独症人士一直在不停地拍手，但是他们明显在某个特定区域有一定的能力。他们的大脑就好像整个办公大楼里的大部分办公室之间没有联系，和外界的联系也没有正常运作，但在某个角落的几个小隔间内，还有几位员工守着一台不太可靠的移动电话和外界沟通。

几年来，我观察了孤独症谱系中很多表现严重的个体，他们往往有正常的情感和社会性加工回路。我们可以参考蒂托·穆霍帕德耶的自传（请参见第四章）和其他一些能够独立打字的重度孤独症人士描述的内心世界。用我的办公大楼图像模型来看，有几个员工在情感和社会性部门工作，如人事和销售部门，那里依然有电话线和运作机制，但是所有技术部门都停工了，所有和外界的信息交流也不顺畅。

这种对不同大脑区域之间链接问题的描述，能够解释为什么孤独症谱系障碍个体是如此多种多样，没有两个人在功能和理解力上是一致的，这都取决于那些仅有的好用的计算机光缆的链接位置。库尔希斯内小组的研究显示，在早期发育阶段，孤独症谱系障碍个体的脑白质发育过度。孤独症越严重的个体，过度发育的脑白质就越多，那么畅通的计算机光缆就很可能越少，这样就无法形成不同部门之间的长程链接，而这些链接对于以整体来有效运作和加工外界信息的公司是非常关键的。

孤独症是人类大脑演化的代价吗？

人类大脑增大的基因，可能和导致孤独症谱系障碍和其他发育障碍的基因有高度重合。科罗拉多医学院（Colorado School of Medicine）的西莱拉（Silela）和加利福尼亚大学的瑟尔斯（Searles）发现 1q21 染色体拷贝数异常会导致孤独症和精神分裂症。特定基因密码的额外拷贝会导致孤独症和脑大。而拷贝缺失会导致精神分裂症。拷贝数必须准确才能发育出"正常"的大脑。

人类的大脑特征一部分是更社会化和情感化的，另一部分是更具有逻辑性的。不同人的大脑有不同的倾向性。而拷贝数异常，可能是造成大脑特征差异的因素之一，比如，出现语言发育迟缓和幻觉。

导致孤独症和精神分裂症的异常脑结构，在大脑发育的某个过程中可能是相反的。孤独症的基因因素可能会使大脑后部负责记忆、数学、艺术或音乐区域发育得更强大。而精神分裂症的基因因素可能会使大脑某些区域缺失链接。这就可以解释为什么精神分裂症通常在青少年末期高发。我们知道在青少年时期，大脑会经历一个被称为"突触修剪"（Synaptic pruning）的过程，也就是剪去一些链接以便优化传输。如果大脑链接本来就不足，正常的修剪过程会导致原本的一些回路被破坏，这样就会产生幻觉和幻想。

人类大脑的发育不稳定

基因主导的大脑发育缺乏稳定性。1q21.1 区域中包括基因 NOTCH$_2$NL。人类大脑在增大的过程中，这一基因起了作用。它允许未分化干细胞大量复制，产生更多脑细胞。菲德（Fidder）博士和他的同事发现，"NOTCH$_2$NL 基因在人类快速演化出大脑新皮质的过程中可能有贡献，但同时 1q21.1 区域的基因变得不再稳定，容易产生拷贝数异常，从而引发神经发育障碍。"

更多证据表明孤独症特征是正常人类进化的一部分

在动物王国里，有些动物是社会化动物，它们更喜欢群居，而有些动物更喜欢独居。比如，狮子与老虎相比就更社会化。喜欢独居的还有豹子、北极熊和花栗鼠。加利福尼亚大学的贾里德·勒塞尔（Jared Reser）博士浏览了大量文章后总结说喜欢独居的动物有孤独症特征。

独居的哺乳动物体内的催产素比那些群居的动物要少。这使得它们在社交场合的压力变大，而耐独处的能力变强。

阅读这些研究新发现会让人大开眼界。首先，孤独症的基因变异不仅存在于人类中，在某些动物中也存在该种异常。其次，导致孤独症的基因机制和促进人类进化出更复杂大脑的基因机制是相同的。

第九章　成人世界与就业

Chapter 9 Adult Issues and Employment

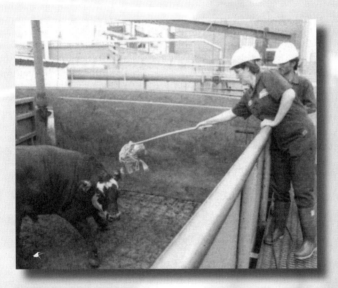

Photo©Rosalie Winard

　　父母担负着教育孩子的最主要责任，他们需要保证孩子能够掌握基本技能，从而使孩子在成年进入社会后具有应有的生存能力。

当孤独症谱系障碍人士从高中或大学毕业，就业就成为了他们要面对的大问题。很多研究显示，孤独症谱系障碍人士中只有相当低比例的人群能够保持一份有报酬的工作。为了解决这个问题，我们就需要在教育过程中为他们提供工作机会。下面我会描述我从 13 岁开始积累的大量工作经验。

弗吉尼亚州联邦大学（Virginia Commonwealth University）的保罗·H. 韦曼（Paul H. Wehman）在一项随机临床实验中证实，毕业前一年的工作经验可以大大提高就业率，从 6.25% 提高到 87.5%。这项实验能够获得如此大的成功，全靠有意愿合作的雇主连同父母、老师及州里的专业服务人员的共同努力。每个参与实验的学生都会在一家大型医院从事 9 个月的高强度的实习。每位学生的工作都需要他们具有专注细节的能力，比如，根据复杂的流程准备手术器具或清洁特殊的设备。有的时候，他们需要更多的时间去学习做一项工作，但他们一旦掌握了，就会表现得相当好。学得较慢的学生需要被给予充分的机会发展他们的能力。这项研究被称为项目搜索（Project SEARCH），这些学生现在的工资比最低工资平均高 24%。

有些工作很适合孤独症谱系障碍人士来做。蒙特利尔大学的劳伦特·莫特伦（Laurent Mottron）解释说，孤独症谱系障碍人士善于分析大规模的研究数据，而且对细节很敏感。她的研究工作更多地集中于如何发掘孤独症谱系障碍人士的独特能力，并给予分类。

我发现，现在这个社会的行为规范不再像以前那样严格，以至于给这一代的孩子带来了更多困难。在 20 世纪 50 年代，所有孩子都必须遵守严格的社交规范和行为准则，母亲要保证自己的孩子会说"请"和"谢谢"，知道怎么和其他孩子玩耍，理解什么是合适的行为，什么是不合适的。在那个年代，行为规范是严格和强硬的，出格的行为要受到严厉的制裁，而且大多数母亲不出门工作，她们有很多时间在家抚养孩子，平息各种矛盾。

而现在，随着家庭结构日益松散，对社会规范的强调逐渐淡化，很多家庭的父母双方都需要外出工作，良好礼节不再是最基本的教育内容。社会规范自由而松散，对孩子自我表达的鼓励替代了对礼仪的严格培养，无论那种自我表达是否符合严格的社会规范。我不认为这一社会状态的变化是正面的。科学家们和我一样，也看到了这个时代的变化，社会规范的转变或缺失影响了很多人，也让大多数孤独症谱系障碍人士更难理解和学习社会规范，这使得他们很难融入和适应周围的社会环境。我们看到很多孤独症谱系障碍孩子在成年后缺乏最基本的生活自理能力，那些孤独症谱系中高功能的孩子甚至都不会做三明治，也不会写支票，更不会使用公共交通设施。很明显，在从小开始的教育训练计划中，父母忽略了对孩子生活能力的培养。为什么会这样呢？大概只有父母能说清楚。不过一般来说，我发现在孩子很小的时候或成长过程中，缺乏最基本的生活能力的训练，会导致社会对孤独症谱系障碍群体的负面看法很多。我在大学时候的古怪的朋友们，在今天很有可能被确诊为阿斯伯格综合征，但他们其实都得到了体面的工作，因为他们在成长的过程中都被教授过基本的社会生存能力。他们可能依然表现古怪，被看作是怪人，但他们却能在社会环境中生存下来。

我认识的一位博士没有找到适合他才能的工作，不过他现有的工作也是全职的，而且有足够的医疗保险保障他的生活需要。我所从事的畜牧行业中有一些从未被确诊是阿斯伯格综合征的老年人，无论是技工、工程师或机械师，他们一辈子都拥有很好的工作，很不错的薪水。早期教育给了他们最基本的生活能力，让他们知道怎样用严格的社会性方式加入团体，和其他人相处等。而今天，我发现年青一代的阿斯伯格综合征人士非常聪明，但他们却经常因为长期上班迟到被辞退，或者他们会直接告诉老板，他们不喜欢被安排的工作，虽然这些工作是在他们能力范围内的。小时候，大人期望我可以准时做好去上学的准备，而且我能做到。我如果不能满足父母的期望，就会失去参加喜欢的活动的机会。妈妈能让我理解行为和后果的关系，从而很好地约束了我的行为表现。依我看，目前这些处于青春期和已成年的孤独症谱系障碍人士所展示的持续犯错而且不听老板指令的行为，都来源于他们小时候没有学会在特定场合下必须做到严格服从。他们在 6~8 岁时没有学到父母要求的事情必须要做，比如，按时去教堂或者表现出良好的餐桌礼仪。你可以不喜欢父母要求的事情，但你依然必须完成。

在这个不断变化的社会中，对成人的社会能力和社会期待也在变化，父母和教师怎样让孤独症谱系障碍孩子准备好成为独立和有能力的成人，从而在这个社会中顺利地生活？而这个社会又应当怎样去帮助那些具有足够技术却没有社会需要的被雇用能力的孤独症和阿斯伯格综合征成人呢？我们也开始意识到，社会和教育体系需要做一些改变。作为可以塑造孤独症谱系障碍人士生活的教育者，我们要更现实。我们需要关注他们的才能，而不是缺陷。

父母担负着教育孩子的最主要责任，他们需要保证孩子能够掌握基本技能，从而使孩子在成年进入社会后具有应有的生存能力。这听起来很难，但我们没有借口让孩子长大成人后，还不会做一些最基本的事情，如布置餐桌、洗衣服或管理金钱。我们在生活中都面临选择，而教育孩子学习最基本的生活能力应当是每位父母的优先教育选择。孩子的未来很关键，而这不是一个可以被讨价还价的东西。不过由于某些原因，现在越来越多的父母并不做这样的选择。

我们的公立教育系统也承担着让孩子准备好作为独立成人的责任。孤独症谱系障碍学生需要的不仅仅是完成学业，而且需要成长为灵活的和社会化的思考者，能够理解群体运作机制，为成人生活做准备——无论将来是进入大学还是职业技术学校，都需要具备那些普通人群靠本能就能掌握的基本社会生存能力。教育孤独症谱系障碍人士的任务远远超过传统的书本教学，他们其实更需要的是生活教学。

把才能转化为就业能力

父母和教师需要致力于培养孤独症谱系障碍孩子的才能和兴趣，使之转化为社会上其他人需要和欣赏的能力。我在 18 岁的时候，喜欢不停地谈论养牛场的保定栏，而其他同学不想听我如此唠叨一个话题，不过对设计养牛场设备的人来说，这是真实的需要。在我成长的过程中，周围的成人懂得把我的痴迷转化成努力学习的动力，变成获得大学学位和进入畜牧业发展职业成就的动机。

孤独症谱系障碍青少年需要学习怎么利用他们的才能去完成社会上其他人认为有价值和有需要的工作。我在 15 岁的时候就需要看护 9

匹马，而且要做很多木工活。在 HBO 的电影《自闭历程》中，大家所看到的门栏就是我的杰作。姨妈农场的门栏原来是手动的，操作起来很麻烦。从没有人告诉我要做什么，我就自己开始琢磨、设计并建造一个可以在车里打开的门栏，最终获得了成功。青少年必须学习那些能够让他们成功就业的基本能力，比如，利用艺术才能、写作才能或音乐才能来完成任务，创造出对其他人有价值的成果。一个孩子如果有良好的写作能力，他可以给教堂黑板报写稿，或者更新教堂的网页。在艺术方面有特长的孩子，可以在课外给当地商业机构设计图像，或者在当地社区中心、医院陪孩子画画。

在本书的第二章中，有篇文章描述了孤独症和阿斯伯格综合征人士的三种不同思维类型。像我这样的视觉思维者，利用真实图像进行思考，适合于从事如工业设计、图像设计、摄影、艺术创作、建筑设计、汽车工业或和动物有关的工作。我的代数成绩非常差，而且我发现很多视觉思维者和我有一样的特征。这样的孩子在代数考试中常常不及格，但对他们来说，其他数学科目又相对容易。这样的话，他们就应当跳过代数课，直接去学习几何和三角学课程。我就很遗憾没有机会学习几何，原因是我的代数不及格，不能升级。

拥有音乐和数学才能的是结构思维者，他们通常在音乐、工程、计算机编程和统计方面成绩优异，但阅读通常是他们的弱项。语言思维者喜欢历史，通常在法律研究、文学研究、媒体和需要很好的记录能力的工作方面表现良好，但他们在画画和视觉能力方面较差。很多孩子符合这三种思维模式中的一种，但也有一部分孩子都不符合，一些孩子符合混合的学习模式，或者处于某两种模式中间。我知道的一位女士是音乐和数学模式思维者，她从认知能力出发来理解音乐，但是她无法协调自己的身体去演奏某种乐器。很多结构思维者能看到数字之间的视觉模式关系，但那位女士依靠的是听觉模式，因为她几乎完全没有视觉思维能力，和我完全不一样。她是一个有多年经验的计算机程序师。

我还想强调的是，如果一个九年级孩子能够做大学的数学题，那我们就应当鼓励他选修大学课程。能够学习高级课程的孩子被迫和同龄人一起学习低层次课程时会马上感觉无聊，并且不配合。我们需要把关注点集中在他们的特长上，充分发展他们的能力。而程度不那么高的孩子可能可以跟上同龄人一门课的进度，但在其他所有方面需要有特殊教育课程辅导，学校应当满足他们。孤独症谱系障碍的特点就是多样性。

发现"后门"

多年来，我也观察到孤独症谱系障碍人士中有不少获得成功的人，他们都有良好的工作并能够保持职业发展，而他们往往是从"后门"进入职业领域的。他们的父母或朋友充分了解他们的才能和学习方式，所以重点把他们的特长培养成为适应市场需要的职业能力，如计算机软件编程或汽车修理技术。我的"后门"是给那些潜在的客户展示我所设计的畜牧业设备的图纸，我必须直接和那些可能会欣赏我的作品的人联系，如果我用传统方法找工作，就需要首先和人事部门的人打交道，那我肯定永远无法被雇用。在刚进入社会的时候，我在工作场合里的社交能力还远远达不到社会要求，我的个人卫生总搞不好，还经常大发脾气。

不过，总有那么一些人会欣赏真正有才华的人和他们展示出来的作品。一个初级建筑设计师如果能带来一个奇妙的建筑模型，或者展示他完成过的所有优秀作品的作品集，就能够吸引雇主很大的注意力。很多雇主喜欢和那些有技术才华的人一起工作，哪怕他们表现出社会能力不足，无法达到同龄人的平均水平。如果一个人的特长非常突出，雇主更可能接受他其他方面的缺陷。不过那些特长过于偏的人也有可能很难找到雇主。这就是为什么父母和教师需要重点培养孩子的自然才能，并将这种才能扩展成职业能力，从而挖掘出孩子最大的潜能，这样就为孩子提供了最大的就业可能性，让他在存在社会性困难的前提下，在某个技术领域内找到好工作。

同样的原则也适用于那些低功能孤独症人士。有不少当地的商业机构特地为障碍人士提供合适的就业环境，他们认识到招收障碍人士的好处是障碍人士通常相对稳定和可靠，甚至那些无口语的孤独症人士也能完成一些社会和他人真正需要和欣赏的工作。参与社会工作和单纯的自我刺激有着天壤之别。有一位辅导老师不知道为什么她辅导的那个无口语孩子在学习布置餐桌的时候经常大发脾气。练习时，她要求这个孩子一遍又一遍地摆好刀叉后撤掉，然后再摆好，但不能坐下来吃饭。在这个例子中，辅导老师错误地把获得某项能力放在了教育生活能力之上。更好的教育方法是让孩子摆好桌子，坐下来吃饭，然后把桌子收拾干净。所有人都希望自己努力工作后能看到成果，孤独症人士也不例外。我们知道，很多无口语孤独症人士即使缺乏语言表达能力也并不意味着他们的心智有缺陷。哪怕心智有缺陷的个体，也可能被训练成为对社会有贡献的人。他们适合的工作包括在超市码货、分类物品，以及园艺和一些加工厂的工作。

从最聪明的科学家到商场里的理货员，所有孤独症谱系障碍人士都很难同时完成多项任务。如果让我在一个繁忙的餐馆里收银，那我不太可能一边找零钱一边和顾客说话。直到现在我还感觉多任务工作非常困难。对我来说，事情需要一样一样来做，不能混起来。例如，我不能一边做早饭一边打电话，还一边照看洗着的衣服。

父母、教师和孤独症谱系障碍人士本人都需要不断寻找更多的机会来找到"后门"以增加就业的可能性。有些时候，这些机会可能就在你的眼前，一定要抓住。我的第一个进入大型肉类加工厂的就业机会来自在商场里遇到那间工厂的保险人员的妻子，那次偶然会面最终帮助我通过"后门"找到了工作。

社区大学里往往有各种有用的课程，这些课程对应不同的职业能力。很多学生发现，一位好的老师可以成为他们人生中的"贵人"，这些"贵人"不仅在公立学校中，而且在后来所有培训和教育过程中都有可能存在。如果具有天生艺术才能的孩子无法独立生活，那么他的父母就可以选择在社区学校选修如何开办小企业的课程，然后独自从事商业活动，出售孩子的作品。

机会总是存在于生活中，如果我们的思路开阔一些，就很有希望在传统的教育计划和职业框架之外为孩子找到一条新路。

改善时间管理与组织能力

（选自 2012 年 1—2 月刊）

上大学的时候，我没有出现很多孤独症谱系障碍人士常见的时间管理问题。对要在大学获得成功这个目标我有很强的动力，因此我总是准时上课，按时完成作业。这一节我将分析我是如何掌握良好的时间管理和组织能力，从而在学校和生活中获得成功的。

守时

我从小就被教育守时在生活中的重要性。我家一日三餐会准时开饭，即使我在朋友家玩，也必须按时回家准备吃晚饭。每个周日，全家都要去教堂，我必须准时穿好去教堂的礼服。所以，上大学后，每天准时起床去上课对我来说并不困难。

青少年需要早早地为将来离家上大学做准备，守时是其中重要的项目。他们可以通过打工获得守时的概念，比如，他们每天早上 8 点准时去帮助邻居家遛狗，这样，他们在大学里也会习惯每天早上 8 点准时去上课。你如果准备在社区大学选课，那么在申请入学前就要养成守时的习惯，这会对你很有帮助。

按时交作业

我从来不会在考试前临时抱佛脚，或者在最后一分钟赶作业。每天我都会安排好学习时间。我的大作业一直都是在截止日期之前很久就完成的，因为我想要保证作业的质量。提早做完作业还可以避免临时出现问题，比如，突然生病了。

安排工作和学习的时间

对我来说最好的计划表是月历，因为我可以看到整个月的计划安排。网上有各种格式的月历你可以打印出来。对有些人来说，智能手机上的日程软件能帮助他们提高组织能力。

在月历上，我可以标明考试和交大作业的日期。我会给大作业安排足够的收集资料的时间。写作的时候，我会安排出 2~4 个小时不被打扰的时间，以便我能专心在写作上。相比于一些零碎的工作时间，更少但更集中的时间使我的工作更有效率。在考试前，我都会安排充分的复习时间，另外，辅导那些功课较差的同学也是我复习的一种方式。我复习的时候从不熬夜。

组织能力

我是在 20 世纪 60 年代上大学的，那时很多学生用一个大活页夹来装课堂笔记。这种活页夹可以帮助学生解决组织能力上的问题。我有这样一个夹子，它使得我从来不丢笔记。我得保证笔记都放在一起，因为我的桌子很乱，笔记一旦分散了就肯定会找不全。

每学期开始的时候，我都会买一个新的活页夹。四年大学下来，我有 8 个大活页夹，里面是我全部的课堂笔记。这样我想要重温以前的功课也非常容易。这种方法也许很老式，但对手写的课堂笔记来说是最好的组织方法。不同科目之间可以用不同颜色的纸分开，活页夹的前面还可以放置课表。

现在使用活页夹的学生越来越少了，他们通常随身携带笔记本电脑做笔记。如果你把所有的笔记都保存在电脑中，那我建议你在电脑桌面上建一个笔记图标，然后为每门课建一个目录。

尽早培养良好的时间管理和组织能力是在大学获得成功的重要手段。你如果准备上大学，那最晚也要从高中时期就开始培养这些能力，这也是重要的生活能力，多早培养都不过分。尤其是还不具备这些能力的孤独症谱系障碍人士，应该立即开始学习。

飞行员的任务清单

如果给我下口头指令，那么我通常很难记住一系列任务是什么。我需要像飞行员那样把任务清单写在纸上，或者用智能手机也能达到类似目的，比如，打工的时候把如何拆洗咖啡机或冰淇淋机的具体步骤写下来。

职业建议：获得和保住工作的窍门

修饰自己

当你第一次去见未来的雇主时，穿着一定要整洁，衣服必须干净，头发要梳理整齐。

当我在一家畜牧设备建造公司找到第一份工作的时候，我是个非常邋遢的人，幸好我的老板欣赏我的才能，不过他让秘书们帮助我打扮。不是所有人都有这样的好运气，你需要学会修饰自己，满足社会的要求。

展示你的作品

我能得到第一份工作是因为公司技术部门的人对我设计畜牧业设备的能力感到惊讶。孤独症和阿斯伯格综合征人士中的很多人会在人事部门的面试中过不了关，所以你需要盯住那些技术人员，向他们展示自己的工作成果。20世纪70年代，当我刚开始做畜牧业设备设计工作的时候，每次见客户我都要随身带着我设计的图纸和照片。

今天，你的作品集可以方便地保存在智能手机或平板电脑上。我之前要带一个大本子，现在只需要在手机中存储我全部项目的图纸和照片。随身携带作品集可以保证你在遇到对的人的时候，不会失去进入合适就业领域的机会。

我从每一个小项目开始做我的自由设计工作，我设计的东西运转良好，业内人士开始慢慢注意到我的才能，找我设计的项目也逐渐多了起来。设计工作对我来说是很合适的工作。

人们尊重才华。你需要把自己训练成某个专业领域的行家，如计算机程序设计员、制图员或者会计。相比于其他领域的工作来说，专业技术领域为孤独症和阿斯伯格综合征人士中的细节思考者提供了大量可行的就业机会。给未来的雇主展示你的作品，无论是计算机程序、工程制图，还是一项复杂的会计工作，都会很有帮助。从事有专业性的自由职业也是一个好办法，比如，很多当地的商业机构会雇用计算机专业人员每月一次去他们的办公地点检查所有计算机是否运行良好，很多在家自己做公司的人也很喜欢这类专业服务，因为他们通常忙于商业运作而自己没时间完成这种任务。对有强大技术能力的孤独症谱系障碍人士来说，这种自由职业会很合适。

可靠性

你需要准时上班，或者在办公时间准时参加会议。雇主喜欢可靠的员工。

工作中的视觉困难

一些孤独症和阿斯伯格综合征人士不能忍受荧光灯的闪烁，他们能看出荧光灯管的闪烁频率。对他们来说，开着荧光灯的办公室就像是迪斯科舞厅。一个简单的处理办法是在他们的书桌上装备大功率的白炽灯，这样就能大大减少周围闪烁的光线。如果这是不可行的，那么你可以尝试 LED 灯。而笔记本电脑和液晶屏幕也比老式的显示屏看起来更舒服。一些人发现，他们如果把文件打印在棕色、灰色、浅蓝或其他有颜色的纸上可以减少打印在白纸上造成的高对比度，那么阅读起来就会更容易。

工作中的声音敏感问题

工厂或办公室里的噪声和人群的来往声，对声音敏感人群来说是个问题。你可以要求把工作间安排到办公室最安静的角落。戴着耳机和耳塞也会对你有帮助，但不能总戴着。你如果整天戴着耳塞，就可能会让耳朵变得更敏感，你要特别记住，回家之后要拿掉耳塞。

人际策略

我刚开始工作和人接触的时候，在人际关系上得到了很多教训。

一些资深工程师设计的设备在我看来有很多明显的错误，在还没有很好地和他们交流时，我就给老板写了一封信，详细列举了设计中的错误，说他们很笨。这封信的反应自然相当不好。简单来说，我的教训是，不能批评其他人很笨，哪怕他们真的很笨。你只需要做好自己的本职工作，而不要越界去批评你的上司或同事。

自由职业

自由职业是一种很好的工作类型，可以避免很多社交问题。我在开办设备设计工作室的时候，可以自由地去工厂完成我所需要做的专业项目，然后在陷入复杂的办公室政治之前离开。互联网让自由职业变得更容易，不过如果你能找到一位认可你的特长并理解你的社会缺陷的老板，那么你的职业生活也会更轻松一些。

不要太张扬

一些孤独症和阿斯伯格综合征人士告诉我，他们在工厂里遇到的很多麻烦来源于他们在流水线上表现得太优秀了。同事间的嫉妒虽然不容易被理解，但这种情况的确存在。老板喜欢努力工作的员工，但其他雇员却可能联合起来仇视他。如果你发现有同事嫉妒你，你可以试图去欣赏他们做的产品。你如果能发自内心地赞美他们，就会对缓和局面很有帮助。这会让他们感觉到自己也能被欣赏，因为有突出的工作成果。

避免彼得定律

彼得定律（Peter Principle）说的是人们最终会升到一个他们无法胜任的岗位。有很多这样不幸的例子，当孤独症或阿斯伯格综合征优秀技工、实验室技术员或者杂志记者被提拔到管理岗位后，他们需要面对的社会环境一下变得复杂起来，于是他们会因为无法胜任工作而被解雇。孤独症或阿斯伯格综合征人士如果被提升到他们不能胜任的工作岗位，就很容易因为社交问题而受到伤害，所以他们最好在提拔之前就礼貌地告诉老板，现在的工作岗位才是自己真正能发挥才能的地方。

善良友好，行为端正

礼貌而快乐的人在工作中更容易与他人相处。记住你要经常说"请"和"谢谢"，好的餐桌礼仪是必要的，每天至少要和同事打一次招呼，并积极地参与休息时间的闲聊，特别是与那些同你工作联系密切的同事聊天。你不需要和工作中接触的所有人都成为朋友，但如果你想被同事看成是团队的一分子，那某些社交来往就是必需的。

办公室政治

我在工作岗位中得到的最大教训是，公司里往往有那么一些人不以工作为重，而更看重个人利益。对一些人来说，他们的目标是沿着政治阶梯爬到公司的高层领导职位；而对另一些人来说，能少做点事情还不会被炒鱿鱼就是他们的工作目的。我学到的另一个原则是，要避免在工作中讨论有争议的话题，如性、宗教和政治倾向，这些都不适合在工作场合讨论。你如果超越了界限，就很容易在同事中树敌，或者给他们提供不喜欢你的理由。你可能会听到其他同事在讨论这些话题，那就让他们说吧。要时刻记住社会潜规则广泛存在，孤独症谱系障碍人士很容易忽略这种事情。安全的讨论话题有宠物、运动、流行电子产品、天气、个人爱好和热门的电视节目或者没有敏感话题的电影等。我一直都不太理解办公室政治，但我们需要面对现实，它的确存在。除非这个人或这件事直接危害到你的工作或者影响你发挥应有的工作能力，否则你要注意尽量回避办公室政治。

青少年如何为就业做准备

（选自 2013 年 9—10 月刊）

我遇到过很多在二十多岁的时候还不具备任何与工作相关的社交能力，也不懂工作纪律的年轻人，这大大妨碍了他们找到并保住工作。一个人必须学习掌握工作中应具备的商业能力及与人相处的能力。很多人只学习了怎么通过面试，却无法保住工作，因为他们不懂团队合作的纪律，或者不勤奋工作。哪怕是自己开工作室，他们也需要知道怎么与人合作，否则就接不到合同。我看到有太多孤独症谱系特征比我还轻微的人需要依赖社会安全残疾福利来生活。

有人可能会疑惑，在孤独症谱系障碍的诊断出现之前，那些轻微的孤独症和阿斯伯格综合征人士，或者 *DSM-5* 标准中的社会交流障碍人士都去了哪里。

我在畜牧业领域经常能看到这类人。他们可能是工厂里维修机器的老嬉皮士，可能是在计算机部门工作的怪人，也可能是技术非常好的焊工。他们这些症状不那么严重，从没被确诊过的职场老人能够保住工作是因为他们不仅工作技能好，而且学习了基本的社交能力。对一些人来说，固定的工作规章对于他们保住工作意义重大。固定的工作规章不仅明确了工作纪律，而且给出了奖励原则。现在的工作内容越来越复杂，固定的工作规章已经没有了，不过一个 12 岁的孩子依然可以从简单的工作做起，比如，为两三家邻居遛狗，为邻居修理计算机，为老人购物，在家庭公司里工作，或者在博物馆做导游。父母需要通过邻居和朋友来给孩子提供机会学习如何工作。走出家门为他人工作的经验对孩子来说非常重要。志愿者的工作也非常有价值，不过一开始最好有严格的规章和时间安排，比如，每周帮助教堂布置椅子，在农贸市场工作，或者给社区不同的活动制作点心。

什么时候开始都不早！

缝纫。我从 13 岁开始，每周有两个下午在当地一位裁缝家里帮忙。这是我妈妈给我找的一份工作。我为裙子的下摆缝边，有时候也要拆衣服。从这份工作中我学到的是，如果我的任务完成得正确，我就能挣到钱。

照顾动物。15 岁的时候，我每天去打扫寄宿学校的马厩，还负责照顾学校的马匹。获得这项工作是因为我喜欢做这些事情，其他人也喜欢我做这些事情。总有人会问我：你的动力从哪里来？我的动力通常来自这份工作带给我的成就感，以及我志愿在马厩劳动。渐渐地，我的工作任务增加到管理整个马厩。暑假里，我妈妈为了进一步提高我的工作能力，安排我去姨妈家的农场工作。

木工和图案设计。16~17 岁的时候，我在寄宿学校因为做了一个雪橇屋而受到表扬。我用木头镶嵌的方法装饰屋子的外墙，并配上白色的边框。我的其他作品还包括搭建谷仓的房顶，为冬季嘉年华设计广告牌。从这些实际体验中，我学到怎样完成让其他人满意的工作。我需要设计出适合学校冬季嘉年华的广告牌，而不能随心所欲。这是一项志愿工作，我很享受获得其他人的赞扬和认同。

大学实习。在我妈妈和大学行政人员的帮助下，我完成了两次暑假实习。一个暑假我在孤独症儿童服务中心工作，另一个暑假我在研究实验室工作。暑假里，我需要和其他人合租房子，我的室友和我经常在一起做饭，分享晚餐。她很喜欢吃肝脏，我不喜欢，但我也会尝试。而其他晚上，我们就会商量做我喜欢吃的东西。这类似于我小时候被教育的轮流等待原则，像玩桌面游戏一样相互轮换。

给杂志写稿和做设计工作。小时候，我就被鼓励参与成人的聚会。8 岁的时候，我妈妈和我在周日晚宴上都要穿戴整齐，和每一位客人握手交谈。在鸡尾酒会上，我还负责端上点心。我是宴会的迎宾者和点心侍者，每次妈妈举办晚宴，这都是我的工作。在我去亚利桑那州立大学攻读硕士学位期间，我已经有了创业的念头。我很自信地走向每一个潜在客户，展示我的设计作品。在 HBO 的电影《自闭历程》中，有我向

《亚利桑那农场》（*Arizona Farmer Rancher*）杂志编辑介绍自己并获得对方名片的场景。我的确这样做过。而且因为这次会面，我发表了自己的第一篇论文。这是另一种形式的工作面试，对我来说很有效。

我的设计工作也是这么开始的。我从一件件小的项目开始积累。当人们看到我的设计作品时，他们会很惊叹。每次会面都不容易，我都需要付出很大的努力。但我从中学到了怎么与人合作，我每次的合作经历都会给我的成长带来真正的帮助。

什么时候开始都不晚！

我想强调的是，父母什么时候开始教孩子掌握这些有益的工作能力都不晚。最近，我见到一位妈妈，她的儿子没有去做诊断，全家称他为"不同的萨米（Sammy）"。这位妈妈每天督促自己的儿子出去工作，从儿子青春期开始就坚持这样做。她不知道如果儿子从小被标记为阿斯伯格综合征，她是否还会这样坚持。现在她的儿子三十多岁，有一份喜欢的职业。

对孤独症谱系中高功能的孩子来说，教师和父母需要往外推一把。为了发展我的能力和社交技巧，我经常被推出舒适圈。不过这里要注意的是，那些推动我、能帮助到我的活动都不是突然出现的。突然出现的事件会让孤独症谱系障碍人士感到惊恐和惧怕。在介入各种体验之前，我们要做好准备工作，这样才能获得工作上持久的成功。

如果自己的某种天生才能可以发展成就业能力，孤独症和阿斯伯格综合征人士就必须努力去这么做。不过一旦他们就业成功，就要避免被提拔到无法适应的管理岗位。

拥有满意的工作或业余爱好使人快乐

（选自 2002 年 3—4 月刊）

在我参加的多次孤独症会议中，我观察到那些能够充分适应社会的高功能孤独症和阿斯伯格综合征人士都是对自己工作满意的人。孤独症谱系障碍人士如果能够找到发挥自己智慧的工作，他们的自尊心就会得到极大提升。相反，我遇到的那些过得不快乐的人，他们往往没有发展出良好的职业能力或能够与其他人分享的爱好。成人的大部分时间都花在工作上，那些有满意工作的人通常生活得更快乐，而且他们在遇到不同情况时也更能做出更合适的反应。

我遇到过很多在计算机软件编程领域成功就业的孤独症谱系障碍人士。一个有阿斯伯格综合征的计算机程序员告诉我，她工作得很快乐，因为周围那些同事都是和她差不多的人。在另一个孤独症会议上，我遇到一对父子，父亲从儿子四年级的时候就开始教他计算机编程，现在儿子成功地在一家计算机公司找到工作。对孤独症谱系中的很多人来说，符合大脑功能的工作一般都是专业工作，父母和教师应当投入精力大力培养他们的才能，鼓励他们往合适的职业方向上发展。

几年前，我参观了日本的一个孤独症教育项目，见到了很多高功能孤独症人士，他们中的每个人都拥有一份不错的职业。有一位男士从事技术和法律文件的翻译工作，有一个人是作业治疗师，其他还有很多人是计算机程序员，而另一位看上去功能不太高的男士是面包师。我注意到在日本，整个社会的态度很看重发展专业技能，这让孤独症和阿斯伯格综合征人士从这种社会环境中受益，而且一生都会受益。

如果自己的某种天生才能可以发展成就业能力，孤独症和阿斯伯格综合征人士就必须向着这个方向努力。不过他们一旦就业成功，就要避免被提拔到自己无法适应的管理岗位。我听到过一些不幸的案例，一些人原本是技工、实验室技术人员、体育记者和计算机程序员，他们的本职工作做得也很不错，但当他们被提拔到管理岗位，需要大量的社会互动时，就表现出明显的障碍了。

业余爱好既可以用来分享兴趣，还可以帮助孤独症人士建立自尊心。我读过一篇有关一位孤独症女士的报道，她因为工作没有前途而生活不快乐，但她的生活状态因为业余爱好而有了很大转机，因为她发现在世界上居然还有很多人拥有和她一样的爱好。在空闲时间里，她喂养奇异品种的鸡，通过互联网，她和其他养鸡爱好者进行交流。虽然她依然保持着那份没有前途的工作，但因为她发现了自己的爱好可以分享给其他人，所以现在生活得很快乐。我认为，利用互联网和那些具有相同爱好的人交流是一个积极的事情，如果你只和孤独症谱系障碍圈子里的人经常聚在一起唉声叹气，那么对所有人都没有好处。

父母和教师需要关注并发现和培养孤独症及阿斯伯格综合征人士的才能。如果这些能力可以转变成他们的职业方向和业余爱好，他们就拥有了与其他人分享工作成果和兴趣的机会，这会成为孤独症谱系障碍人士生活的快乐源泉。

孤独症文化，圈内还是圈外？

（选自 2001 年 11—12 月刊）

在孤独症和阿斯伯格综合征圈子里经常讨论的一个话题是，孤独症和阿斯伯格综合征人士应当改变多少去适应外面那个普通人的世界。我的观点是，你还是应当做你自己，但你必须为了外面的世界做一些行为上的改变。多年以前，第一位描述孤独症的学者利奥·凯纳（Leo Kanner）博士[①]说，那些最能够适应外界社会的人是终于意识到他们需要在行为上做一定改变的人。

对我来说，这个建议没错。1974 年，我被一家畜牧业设备公司雇用后，老板清楚地对我说，我必须改变邋遢的着装方式。我当时就像个懒汉，从不注意衣着和卫生习惯。在秘书们的帮助下，我开始学着穿衣打扮，而且坚持保持良好的个人卫生。在 HBO 的电影《自闭历程》中你可以看到一个场景，我的老板把一罐芳香剂拍到我的桌上说："你得去去味了！"这件事的确就发生在我身上。在那个时候，我很生气，但今天我要感谢老板强迫我去改变，这让我更能被社会接受。对我来说，这是一个很容易理解的逻辑概念，我如果遵循这样的规定，就会被一个计算机逻辑程序引导出必然的结果，因为我理解了这个因果关系，我明白如果我想保住我的工作，就必须改变某些行为，所以我照做了。

不过直到今天，我的着装风格和其他人也不一样。我喜欢穿西部风格的牛仔服装，这是表达我个人特点的独特方式。我明白这种穿着风格虽然和大多数人不同，但也可以被社会接受，而邋遢的穿着就不行。

我相信做一个怪人没什么大不了。在这个世界上，有很多稀奇古怪的人都活得很成功，他们在不同领域工作着。硅谷就充满着大量看上去和做事方式与众不同的聪明人，就像电视剧《生活大爆炸》（*The Big*

[①] 译注：利奥·凯纳（1894—1984），孤独症之父，最早报道孤独症病例的精神病学家。

Bang Theory）中的谢尔顿（Sheldon）[①]（你如果从来没看过这部电视连续剧，那真应当看看，里面的四个主要人物都在不同方面有社交困难。这部电视剧可以用来和孤独症谱系障碍人士讨论社交困难和解决办法）。很多有古怪特征的人可能都符合轻度孤独症谱系障碍的诊断，但只要他在擅长的方面做得很好，古怪的特征通常不会被老板过于注意，也能够被周围人群接受。如果你没有把天分发展好，社会接受度就会下降。一次，我和一位阿斯伯格综合征女士交谈，她喜欢穿明亮的水果色、半透明的塑料质地的衣服，这让她的老板非常头疼。她告诉我，她穿这样的衣服是自我表达的一部分。虽然我理解她的愿望是保持自己的独特性，但我还是指出她的衣服在聚会中穿可以，在办公室环境里穿就不太合适了。除非她能接受我的建议，否则我感觉她的工作大概会不保了。我建议她着装低调一些，需要符合工作规范，比如，穿传统的职业服装，可以点缀一些明亮水果色的小装饰品，如腰带、钱包或耳环。

技术人员和管理人员：一个合作的世界

在我们这个需要合作的世界中，技术人员，如计算机程序员和工程师，同管理人员之间存在着悠久的不和谐的传统。技术人员往往把管理人员称为"制服人"（但记住不要当着他们的面这样说）。很多大公司的技术人员里有一些人具有轻微的孤独症或阿斯伯格综合征特征。对他们来说，技术是有趣的，社会交往是无聊的。我也是如此。我感觉生命中最有意思的时间是和其他工程师和技术人员讨论如何建造肉类加工厂。技术人员的世界就是我的全部社交环境，我们可以分享共同的人格和行为特征，有共同语言的讨论平台，这个平台可以帮助我们相互更好地理解（我们在讨论那些"制服人"都不会做一个纸口袋的时候也非常愉快）。

在每一个技术领域的大公司里都有一些必需的专业部门，这些部门很适合社会性不太好的人工作，甚至大银行里都有纯技术部门，如会计部、ATM 修理部和计算机部门。在计算机天才、书呆子及高功能孤独症和阿斯伯格综合征人士之间并没有黑白分明的界限，而技术人员和管理人员之间的矛盾一直都存在着。管理人员往往是高度社会化的人

---

① 译注：谢尔顿，美国电视连续剧《生活大爆炸》中的男主角之一。

群，在社会金字塔中能轻易升到管理层，但如果没有技术人员，他们就不会有产品去销售，公司也无法真正运作。

父母、教师及其他帮助孤独症和阿斯伯格综合征群体的人们需要认识到，你无法把一个非社会化动物变成社会化动物，你需要关注的是如何教育他们去适应周围的世界，同时依然保持自己的特点，包括他们的孤独症和阿斯伯格综合征特征。学习社会生存技能非常重要，但不是说要把我变成另一个人。社交能力的学习方法，比如，卡罗尔·格雷（Carol Cray）的社交故事① 对学龄期的孩子很有效。基础而具体的社交能力我们可以从小就培养，但努力扩大孤独症和阿斯伯格综合征青少年及成人的社交世界还需要另一种方式。我们不能总是重点关注他们的缺陷，更应当关注他们的才能，找到创新的方法培养他们的特长，把他们带入更社会化的环境中。一些聪明但是社会性不好的孤独症谱系障碍青少年需要从高中这样折磨人的小环境中脱离出来，去社区大学选修技术课程，这能够使他们和那些同样聪明的人在一起，学习诸如计算机编程、电子技术、会计、图像设计和其他技术领域的课程。最近，我查看了一所社区大学的课程目录，所有那些不同门类的奇妙的技术课程都比我在高中的学习内容更有益。

一些孤独症和阿斯伯格综合征人士具有非常固执的行为模式，他们把特定行为看作是黑白分明的行为规范，当被要求或期望改变行为模式的时候，他们会认为必须完全放弃原来的那种行为。其实在大多数情况下，事情不是这样非黑即白的，更多的情况是，我们只需要修改原来的行为，充分理解这些行为在什么时间、什么地点是能够被社会接受的，而在什么时间、什么地点不行。比如，我在家里或周围没有人时就可以穿着邋遢（这是我的个性特征之一，我需要这种舒服的感觉，而且我居然发现很多人和我有同样的爱好）。找到妥协的行为方式很重要，我们依然能够保持自然人格，不过是在某些环境中也能够表现得符合社会规范（特别是在工作场合），这种改变需要不断明确努力的方向。

---

① 译注：社交故事（Social Story®）是卡罗尔·格雷于 1991 年提出的一个以提高孤独症谱系障碍人士社交技能为干预目的的概念。参见《社交故事新编》，作者是卡罗尔·格雷，中文版由华夏出版社于 2019 年出版。

作品集是进入大学和获得工作的钥匙

（选自 2013 年 5—6 月刊）

如果孤独症谱系障碍人士很难通过传统的工作面试和入学考试，那么他们就需要想一些创造性的方法绕过去，发现其他获得就业和教育机会的途径。在开办设计工作室期间，我从来没有通过任何传统的商业途径推销出去一项畜牧业设备设计方案。我需要找到肉联厂和饲料厂的技术经理，把设计作品展示给他们看（绕过商业人员）。职业生涯早期，我就发现，只要看作品的人是对的，我就能获得工作。

刚工作的时候，所有人都认为我是个怪人，但当我展示出作品后，我就能获得尊重。20 世纪 70 年代早期，我加入一家肉类处理设备公司，因为那家公司的保险代理人喜欢我自己绣的衬衫。你瞧，我居然穿着自己设计和制作的作品，而我自己都没有意识到！你从来都不会知道你在生活中会遇到什么人，有什么大门会为你打开。

在智能手机中保存你的作品

在智能手机如此普及的年代，孤独症谱系障碍人士及他们的家长和老师都可以方便地在手机中准备一份孩子的作品集，作品可以是摄影、艺术、绘画、计算机程序、文章、数学题、手工或其他作品。很多人看不到其他获得机会的途径。其实你遇到的每一个陌生人都可能是那个"对"的人。那个人可能是隔壁的退休工程师，可能是在乐队演奏的一位女士，甚至可能是超市付款队伍里排在你前面的那个人。这就是你要随身带着孩子作品集的原因。我见过太多在面试前悻悻而回的孤独症谱系障碍人士。我也遇到过很多有天赋的孤独症谱系障碍人士，但他们没有随身携带作品集的习惯，或是他们带了作品集，但他们的作品集没有经过良好整理，好的作品中间夹杂着不好的作品，乱糟糟的。

技术是一扇"后门"

你要找到合适的人，向他展示你自己或你孩子的工作成果。现在有脸书（Facebook）和领英（LinkedIn）这样的社交网站，你可以更方便地找到那个"对"的人，绕过面试，直达内部。每个行业中都有相应的社交人脉信息，你要好好利用互联网寻找到合适的机会。

非传统教育

克里斯廷·巴尼特（Kristine Barnett）有一个孤独症谱系障碍的儿子，名叫杰克（Jake）。她发现杰克在特教教室中无所事事，感到无聊时，会出现行为问题。于是，她带杰克去当地天文台看望远镜，听神奇的科普讲座，并让他在小学时就开始学习代数。克里斯廷认为杰克需要在普通小学的班级中学习社交技能，但为了防止杰克太无聊，老师应当在其他孩子做算术题时让他阅读高年级的数学书。在杰克8岁的时候，克里斯廷问当地大学的一位天文学教授能否让杰克去听课。杰克的知识让那位教授感到惊讶，其他教授也开始对杰克感兴趣。杰克很快完成了大学数学和物理课程。杰克的故事是一个利用其他途径获得机会的好例子。

让其他人更容易给予帮助

每周我都会收到大量来自孤独症谱系障碍人士、家长和教师们的求助信件，但有一个普遍问题是他们的求助方式让我很难给予帮助。有人写信只在信封上注明联系方式，但根本看不清楚。有些电子邮件里没有电话和通信地址。联系一个很忙的人寻求帮助时，你需要给予清楚的联络方式，让人很容易联系到你。很忙的人通常在周末才有空回复信件，你应当给他们你的手机号码。病毒的原因使很多人不会打开陌生人发的电子邮件附件，所以你在正文中就要写清楚所有事情并给出联系方式。

在看过一个学生优秀的作品集之后，数学、艺术、物理或写作方向的知名教授有可能不在意这位学生在其他科目中的不佳表现，而愿意招收这位学生进入大学进行专业学习。如果找对了教授，这些特殊的"偏才"就有可能被好大学的好专业接收。

进入大学的建议

（选自 2001 年 3—4 月刊）

对孤独症和阿斯伯格综合征人士来说，上大学是一件让人紧张的事情。他在中学期间被给予的高度关注不存在了，而转换环境的困难相对而言也许是最简单的事情。在这篇文章中，我要分享一些我在大学的经验。

遭受捉弄

我上高中时，被捉弄是最让人感觉痛苦的体验。青少年是高度社会化的动物，我无法理解他们的行为和意图。我想，如果一些孤独症和阿斯伯格综合征学生能够适应大学课程，父母就应当避免他们在高中校园中困难地度过，可以让他们到社区大学和正规大学选修少量课程。父母通常会询问大学招收的年龄限制，我在很多年前学到的经验是，不要去问，直接选课就行。

导师和助教

我在高中遇到一个非常好的科学老师。当我受不了同学欺负的时候，我就躲到卡洛克（Carlock）先生的实验室去做科学项目。他总会在那里，他帮助我一直到我进入大学。如果你在高中和大学都有这样的导师，那你肯定会得到很多帮助。我和很多学生谈过，他们功课不及格或者退学的原因是无法在刚遇到问题的时候获得有效的帮助和指导。你应当在刚出现问题的时候就去寻找帮助。当我在数学和法语课上遇到困难时，我能及时找到可以帮助我的人，让我从面临失败的境地中解脱出来。

能力不平衡

很多孤独症谱系障碍人士能力不平衡，他们在一些功课上表现良好，在另一些功课上表现很差，需要特别辅导。解决这个问题的一个办法是他们每学期少选几门课。

在大学住校

我在大学的第一个宿舍里有两位室友，这对我来说简直是太难了。因为没有安静的空间，我无法睡着。后来我搬到了双人宿舍，感觉好多了。我和同住过的很多室友都成了好朋友。孤独症和阿斯伯格综合征人士需要安静的生活空间，我建议你在参观大学的时候，先考察一下校园住宿情况，这样才能保证你能够顺利入学。

校园俱乐部

上大学时，我在很多俱乐部都表现活跃，因为在那里我可以发挥我的手工才能，并运用技巧。人们欣赏有才华的人，而才华能让古怪的人得到社会补偿。我在大学准备音乐剧演出的时候做了很多布景，我也给滑雪俱乐部和社交委员会做过标牌和广告招贴画。

课堂上的窍门

我总是坐在第一排以便能听得更清楚一些，对我来说，那些浊辅音总是很难辨别。在课后，我要重复一遍笔记来加深对内容的理解。荧光灯对我没影响，但孤独症和阿斯伯格综合征人士中有很多人不能忍受荧光灯，遍布荧光灯管的教室对他们而言就像是忽明忽暗的迪斯科舞厅，让人无法专心学习。一些学生发现在座位旁边放一个老式的白炽灯能够减少闪烁效果，有大帽檐的棒球帽也能挡住大部分来自屋顶的光线。记住，最好把讲课内容录音，以便你可以在不受干扰的安静地方重新听明白。

一部分孤独症谱系障碍学生可能更合适小型大学和小型课堂。我上的就是小型大学，每堂课人很少，这对我非常有好处，不仅让我有更多机会同老师交流，而且避免了我在几百人大课堂中的感觉超负荷问题。在社区大学上大学头两年的课程，可以让一些学生避免体会大学过度复杂的环境，以及因不适应而导致的退学或被欺负。

课堂上的行为

在课堂环境中，学生要有一定的行为规范，但通常在入学前那些社会潜规则并不会明白地传达给学生。学生在课堂上明显不能做的两件事情是，霸占老师的时间和干扰课堂。我当年给自己定的规则是，每堂课最多只能问两个问题。我知道有很多孤独症谱系障碍学生会追问老师，问题绵绵不断，或者打断其他同学的发言，挑战他们的言论，这些都是不适当的课堂行为。其他不适当的行为还包括：在其他人需要专心的时候（如小测验）发出过大的声音，在课堂上接电话，用 iPod 听音乐等。孤独症谱系障碍学生如果不容易注意到这些潜在的行为规范"常识"，那么可以向老师询问，或者请求其他学生给予帮助，千万不要一开始就假设你什么都知道了。

着装问题

你需要学习如何穿衣不邋遢。好的个人卫生习惯应当在你上大学之前就养成，这是理想状态。很多修饰自己的活动可能会给你带来感觉问题，如刮胡子。你应当很早就开始试用不同的剃须产品，直到找到你能忍受的那种，并且使用不带香味、低过敏度的清新剂和护肤品。

选择专业

我观察到的一个问题是，孤独症谱系障碍人士完成大学学业一般不太困难，让他们感觉最困难的是找工作。对就业来说，一个好的专业非常重要。我认为适合孤独症谱系障碍人士的专业有工业设计（我的专业）、建筑、图像艺术、计算机科学、统计、会计、图书馆学和特殊教育学。社区大学的学生选择建筑制图、计算机编程或商业艺术比较合适。你需要在特长上做好充分准备，因为人们欣赏有才华的人。

从大学到职场

孤独症谱系障碍人士可以在大学期间就在专业领域内开始做兼职工作，从大学转换到就业岗位的过程越慢越好。在大学期间，你可以每个假期都去做和专业相关的工作，甚至成为不领工资的志愿者。在大学期间，我经常在姨妈的农场工作，也在实验室工作，甚至做孤独症儿童夏令营的志愿者。我看到太多聪明的孤独症谱系障碍孩子从大学毕业，但是他们从来没有过任何工作经验，缺乏工作经验也会使他们在毕业之后更难找工作。他们从来没有过在工作环境中的体验，不知道如何完成其他人安排的任务，如何与同事相处，如何满足社会要求，以及如何管理他们的时间和工作等。

寻找人生导师与合适的大学

（选自 2010 年 7—8 月刊）

很多人问过我："怎么能找到帮助你的人生导师呢？"人生导师在我的成长过程中的确是一个关键角色，没有他们，我就不会成为今天这样的人，也不会有这样的专业成就。人生导师是每个人成长过程中有价值的催化剂，他会帮助孤独症谱系障碍孩子或青少年掌握基本的学习和研究技能，推动他们向未来的职业迈进。

你要用才能去吸引能帮助你的人。很多人会有兴趣指导那些有才华的孩子。艺术、数学和写作作品集都可以吸引潜在的导师。在某些不可能的地方你也有可能找到人生导师，他可能是已经退休的工程师，在教堂唱歌的时候站在你边上，或者是你工作中的同事。上高中的时候，我的成绩非常差，科学老师卡洛克先生让我迷上了科学，从而拯救了我。我们之间关系的建立完全出乎意料。有一次，其他老师让卡洛克先生找我谈谈，因为我总是谈论一些关于人生的奇思怪想。卡洛克先生对我说，其他老师认为的那些古怪想法其实是很多著名的哲学家的思考主题。他借给我一些书——大卫·休谟（David Hume）和其他哲学家的著作，以此来激发我学习的兴趣。在抓住了我的兴趣之后，接下来，他鼓励我在课堂上改变某些行为表现。他说："你如果想知道为什么你受挤压时能感觉放松，就需要努力学习成为一名科学家。"他把我带到一个大图书馆，学习怎样像科学家一样检索真正的科学文献，我在那里读了一篇又一篇关于感觉问题的文章。他教给我的图书馆检索技能很容易转化为在互联网上的检索能力，这是一个典型的、把我的刻板兴趣转化成为学习动力的例子。

父母、教师和朋友也可以帮助孤独症谱系障碍人士物色可能的人生导师。很多退休的人喜欢和高中生交流，我知道一些孤独症谱系障碍学生在接受退休人士指导后，成功地进入了某些技术行业。他们的技术也许过时，但他们能让学生开始有兴趣的学习。学习技术，如图像设计和计算机编程，都有这样一个规律，一旦孤独症谱系障碍学生被某个人激发起动机，他们往往就会自己去书店或者到互联网上购买书籍，不断地学习最新的技术。我观察到大部分孤独症谱系障碍青少年需要通过严格的规范来启动学习计划，特别是养成好的学习习惯，掌握检索信息和其他相关执行技能，如时间管理、团队合作策略等，之后他们才能顺利走上自主学习的轨道。

寻找合适的大学

经常有人询问我孤独症谱系障碍人士应当上什么样的大学，这个问题没有一个简单快捷的答案。我上了一个小型大学，是新罕布什尔州的富兰克林·皮尔斯学院。我妈妈和教务长联系之后，他们表示愿意接收我。美国有众多两年制和四年制的小型大学。小型学校对大一和大二的我来说非常理想，因为可以避免我在大班级中迷失自己。在寻找学校之前，你最好先确认几所符合孩子需要的学校，然后找到可以在那里帮助他的人。

我在大型和小型大学中都做过不少演讲，有一所学校专门有个部门帮助有障碍的学生，而另一所小型学校的重点课程是手把手地教学生有关生态农业的科目。适合孤独症谱系障碍人士思维模式的学习环境你能找到不少，不过你也需要去寻找特定的教授或指导老师，无论是社区学校还是四年制大学，看他们是否愿意帮助你的孩子融入学校环境。你要给教授看孩子的作品集。一个阿斯伯格综合征女孩在给英文教授看了她写的诗歌之后，进入了排名很靠前的大学。你需要找"后门"，如果一个教授特别喜欢你孩子的作品，那他就会帮助你的孩子进入学校。

第一步，你可以从互联网上开始查找合适的大学。如果打入关键词"俄亥俄州（Ohio）的大学""俄勒冈州（Oregon）的大学"和"亚拉巴马州（Alabama）的大学"[1]，你就会发现每个地方大学的数量多到让人惊讶。每个学校都有自己的网站，每个系也有自己的网页介绍，网

---

① 译注：俄亥俄州、俄勒冈州和亚拉巴马州都是美国比较偏僻、不发达的州。

页上通常会有教授的名单。当我去伊利诺伊大学（University of Illinois）的时候，我对一个教授的研究方向很感兴趣，因为我读过他发表在杂志上的文章。下一步你可以参观学校，和两位你感兴趣的教授交流。他们当时建议我上研究生课程，虽然我的标准化测验分数很差，但我的研究想法打动了他们。让畜牧工业界人士认识到我在设计机械设备上的能力是一个加分因素。父母应当有创造性地为孩子进入大学寻找机会，杰出的专业作品和创新的研究计划都是能吸引教授的关键。什么时候开始都不会晚，现在你就可以开始点击鼠标了。

当阿斯伯格综合征学生从大学毕业进入社会寻找工作时，
比较聪明的做法是先不要完全暴露自己。

针对孤独症谱系障碍人士进行合理调整

（选自 2010 年 5—6 月刊）

最近，我收到一封来自一位孤独症女士的电子邮件，她正在攻读博士学位。她说她被我的故事所激励，想完全克服她的"心智缺陷"（Handicapped Mentality），不让孤独症成为她成功的障碍。她的想法和我见过的大多数谱系高功能学生不同。目前，我越来越担心有些年轻的学生以高功能孤独症或阿斯伯格综合征作为借口不去做某些事情，而是要求社会对他们过度妥协。我妈妈一直坚持让我保持标准的行为规范，如好的餐桌礼仪、耐心等待、轮流游戏、不要粗鲁待人等。教给孩子基本的社交技能从来不会迟，无论是 2 岁、12 岁还是 20 岁。

我认为，一些大学生要求学校专门为他们做调整，试图维护"心智缺陷"权利的行为是愚蠢的。一个学生曾经要求一所大学的辅导员部门必须在超过 200 人的大课堂上禁止学生用手机发短信的行为。我感觉这个要求有些过分。其实解决这个学生的烦恼很简单，她自己换个座位，离开喜欢发短信的同学就行了。也许在她的成长过程中，没有人教过她首先要使用最简单、最不影响他人的方法来解决问题。

我听到越来越多的大学教授抱怨说，一些孤独症谱系障碍学生经常打扰课堂教学，并且试图一直和教授讨论问题。上大学时，我给自己定的规矩是在一堂课上最多只能问老师两个问题。因为我的科学老师卡洛克先生和我说过，遵守这个规定是为了让其他学生也有机会问问题，这和我从小玩棋牌游戏中的轮流等待规则一样。

不过，我们的确需要对大学中的一些孤独症谱系障碍学生的特殊需要做一些合理的调整。可能需要做出调整的内容包括以下方面。

- 在没有荧光灯的教室考试。我班上有一个阅读困难的学生，他在有荧光灯的地方完全无法思考。
- 在测验中多给一点时间。
- 安静的学习环境，一些学生可能需要单人宿舍。
- 在一些科目上有额外辅导。
- 每学期少修课程，或者延长一年时间毕业。

在我工作的大学里，有更多的学生要求能在辅导员中心的私人教室中考试，这给教授带来了极大的麻烦，因为那个区域分布太广，试卷会搞得到处都是。作为教授，我不喜欢这样的妥协，因为我习惯于把所有试题写在黑板上，这样可以防止学生将以前的考卷作为参考。我能够给学生提供的合理调整是允许他们在我们系的会议室考试，那里有窗户，所以可以关掉荧光灯。学生可以为自己的特殊问题要求一些特殊照顾，不过号召全体学生在辅导员中心进行考试就过分了。

我和很多致力于帮助孤独症谱系障碍人士获得工作的教授谈过，他们和我的担心一样。一位教授告诉我，有一所大学可以允许阿斯伯格综合征学生少做作业，而我当年从没有少做过作业。我认为一个更好的替代方法是学生每学期可以少修一些课程。在大学里多花一年时间学习，这对很多阿斯伯格综合征学生应当是不错的妥协办法。

孤独症谱系障碍毕业生在走向职场时，最好不要完全暴露自己，特别是那些很聪明但占怪的阿斯伯格综合征学生。我收到过一个有天分的专业人士的电子邮件，他成功地工作了很多年，但在他告诉老板他有阿斯伯格综合征之后，便失去了工作。虽然老板的行为带有歧视，非常错误，但他也没有必要把自己完全暴露给充满歧视的现实社会，特别是他并不需要老板给予特殊的照顾。如果在工作中的确有困难，那么你可以试着向老板要求一些合理的调整，比如，把办公桌换到窗户边以避免荧光灯的影响。其他解决问题的例子还包括以下方面。

- 如果记忆长串的口头指令有困难，你就要告诉老板你更喜欢电子邮件指令。
- 如果同时进行多项任务有困难，你就要避免这种工作类型，或

者解释说：我不是很擅长多任务工作。通过给老板展示你能做
得好的工作，证明你在没有被强迫必须同时完成多任务的时候，
你的每件工作都完成得很出色。

- 如果需要明确清晰的工作目标，你就要学会多问一些问题。我
在我开办的设计工作室中学会了这点，为了明确设计目标，我
需要向客户广泛询问在养牛场的畜栏中他想要达到的效果。不
过我从不问客户需要什么样的设备，因为那是我的工作。

我担心一些孤独症谱系障碍人士把"心智缺陷"当成不努力的借
口，认为困难的工作本来就是自己无法完成的，或者把孤独症谱系障碍
这个诊断当成挡箭牌，不去直面困难的社会生活，这种态度必然会让他
们远离个人和专业成就。从根本上来说，他们等于承认自己低能，然而
这往往不正确。虽然他们和其他人不同，但并不是低能。如果合理地调
整社会环境能够帮助孤独症谱系障碍人士克服困难，那么，我们就应当
投身到我们都在为之努力的目标中，把这个世界建设得更美好。

走出去体验生活！

（选自 2013 年 7—8 月刊）

我看到太多孤独症谱系障碍的孩子和年轻人不出门参与活动。他们不愿意走出自己的房间，把自己彻底封闭起来。我绝不允许自己这样做。我经常会产生严重的焦虑，但我依然积极参加学校和家庭的各种活动。

我 14 岁时去上寄宿学校。佩蒂（Patey）先生是学校的主任。他总是知道什么时候应当让我做自己的事情，什么时候应该坚持让我参与集体活动。在我表现出对清洁马厩感兴趣之后，他鼓励我，因为这可以让我提升工作能力。冬天，我还会领到保暖的劳动靴子，它使我不会冻僵。

佩蒂先生划出了一条重要的底线。他不会让我一直待在房间里，我必须准时去上所有的课，准时去吃饭。每个周日，我都要打扮得体去教堂。当我确实很焦虑，不想参加晚上的电影活动时，他会同意让我当放映员。我被要求必须参与到学校的集体活动中去。

合理与不合理的环境调整

提供安静的学习环境，给予更多的考试时间，这些都是合理的环境调整，对孤独症谱系障碍人士很有帮助。不过我们要避免那些以受害者心态要求社会给予的过度调整，比如，允许学生把公共演讲作业改成通过互联网演讲。我在研究生院完成第一个公共演讲作业的时候，感到非常恐惧，甚至中间逃离了教室。不过从那之后，我逐渐学会了使用视听辅助来帮助我获得演讲提示，防止卡壳。我在工作中演示畜牧业设备时会展示大量图片。好的幻灯片可以弥补我早期在公共演讲语言技能上的欠缺。

我经常被问到是否可以选择让孩子在家学习。对一些孩子来说，这是某个时期的最佳选择。不过父母要保证孩子有大量的参与同龄人社交的机会。我因为受到欺凌，不得不离开一所大型普通高中。对一些青少年来说，通过网络完成高中学习是正确的选择。如果选择了这条路，你就要保证孩子有足够的机会和同龄人及成人交流、参加活动、做志愿者或打工。青少年需要获得工作技能，知道如何在工作环境中与人合作。

尝试新事物

让孤独症谱系障碍孩子发展，就要推动他们去体验新的事物。我15岁的时候很怕去姨妈家的农场。我非常不愿意去！妈妈给我的选择是去一周或一个暑假试试。我选择先去一周。不过我去了之后，开始喜欢上农场的生活，于是改成待满整个暑假。如果我不去，我永远不会知道我会那么喜欢农场的工作环境。

学习独立

以我对很多孤独症谱系高功能孩子的观察，我发现还有一个问题，就是他们被过度保护和宠爱。他们很少被给予独立完成任务的机会，如购物、在饭馆点菜、保持个人卫生等。家长和教师需要鼓励孩子独自进入社会。最初，孩子在购物和坐公交车时需要成人的陪伴，但在合适的年龄，经过训练，他们就应当自己去完成任务了。

平衡喜欢和不喜欢

一些孤独症谱系障碍成人工作后又离开，只是因为他们不喜欢这份工作。我看到一些人离开了体面的工作和富有同情心的老板，仅仅是因为他们不想工作了。他们得学会有时需要做一些自己不喜欢的事情。我很喜欢动物科学教授的工作，但这份工作依然有一些不那么有趣的任务。一份好的工作，你喜欢的部分会大于你不喜欢的部分。孤独症谱系障碍人士需要认识到，如果你的工作收入不错，但你的确不喜欢，那么在换成下一份工作之前，你也需要维持这份工作足够长的时间去为下一份工作做准备。

你要鼓励孩子尝试新事物，去新的地方，发展新的技能，在孩子成长过程中提供给他们丰富多样的生活体验，允许他们走出舒适区，面对挑战。

我的孩子可以开车吗？

（选自 2003 年 3—4 月刊）

很多父母问我关于孤独症谱系障碍孩子学开车的问题。我 18 岁开始学车，是在姨妈农场的土路上学会的。那个夏天，我每天都开着她的老皮卡到五公里以外的信箱取信，然后再开回来。那个皮卡是手动挡，挂挡很不容易，挂不好就熄火。在最初的几周，姨妈在旁边操作挂挡，我扶着方向盘。在我能很好地掌握方向之后，我又花了几周时间练习挂挡。姨妈在确认我完全熟悉了方向盘、刹车和换挡之后，才让我把车开到必须遵守交通规则的马路上。

普通青春期孩子和孤独症谱系障碍孩子在学开车方面最主要的区别是，孤独症谱系障碍孩子可能需要更多时间来掌握开车技术，而且这些技术需要分解开来一项一项地学习。例如，在完全适应速度较慢的行车路线之前，我没有在高速公路上开过车。在乡间土路上几个月的安全驾驶经验，让我有更充分的时间去学习安全操作。

研究表明，孤独症谱系障碍年轻人在驾驶模拟器上表现更差。为了提高技能，我的建议是给予他们更多练习的机会，让他们在宽敞、安全的地方尽可能地多练车，如空旷的停车场、乡间小路或其他空地。我听说有一家人找到一个闲置的军队基地作为练习场。

当学习一项运动技能时，如开车，所有人首先都需要有意识地想着不同的分解动作，如控制方向盘和换挡。在学习运动技能的过程中，大脑的额叶皮层非常活跃。而当人们经过大量练习，完全掌握了开车的所有技术动作之后，大脑就不需要随时想着一系列的分解动作，控制汽车就好像是自然的无意识行为，不再需要有意识的思考。这时，大脑的额叶皮层不再活跃，而运动皮层在人们完全掌握技术之后就可以无意识地控制运动的执行。牛津大学的研究人员进行的脑成像研究清楚地显示，在完全掌握复杂的视觉和运动任务后，大脑会交给低层次系统去执行。

我建议在教孤独症谱系障碍孩子学开车的过程中，转方向盘、刹车和其他动作都需要他们熟练掌握到自主运动能力阶段，才能上路整合动作，或者上高速公路练习。这能够满足孩子开车过程中多任务处理的需要，把额叶皮层解放出来关注马路上的交通情况，而不是时刻想着分解的驾驶动作。他们最初练习开车时，要选择绝对安全的地方，比如空旷的停车场、开阔的空地或者乡间小路。我听说有一家人让孩子在一个已废弃关闭的军事基地练车。

如果孩子原来就可以安全地骑自行车上马路，一直能够遵守交通规则，他就应当能开车。10岁的时候，我就可以骑着自行车转来转去，而且能遵守交通规则。

同样，如果一个人知道转方向盘的原则，骑过自行车，开过高尔夫车、三轮车，用过电动轮椅，玩过玩具汽车，那么，开车也是同理。父母如果有意让孩子学开车，就需要在孩子小时候做好安排，保证他们首先掌握驾驶其他交通工具的能力。如果孩子表现出糟糕的驾驶技术，父母也不要灰心，要让他们慢慢地掌握所有的基本功，再开始上路实习。只要经过大量的练习，开车技术就会有提高。

另一个需要考虑的关键问题是个体的心智成熟度，父母要关注孩子是否已经发育到具有足够成熟的判断力来学开车。孩子是否能一直小心地遵守交通规则，在压力环境下他会怎样表现，这些方面都需要在具体情况下进行评估。只有做好评估才能够判定孤独症谱系障碍人士是否准备好了学开车。我建议多给他们一些时间来学习驾驶汽车中的基本技能之后再上路。他们在完全掌握每项基本技能且和其他动作整合之后，再慢慢进入在路上开车的阶段，并慢慢进入交通拥挤度更高、速度更快、具有更多交通标志或情况频发的区域（如有很多儿童玩耍的小区，或者有很多汽车频繁进出停车场的商业闹市区）。最后，他们在白天非常熟练开车之前，应尽量避免夜间开车。

我想父母们与其反复考虑自己的孩子是否要学开车，不如想一想这样一个问题：我的孩子准备好学开车了吗？驾驶汽车的行为可以细分成不同步骤的、用指令辅导的行为动作。孩子可以通过大量练习来学习并熟练掌握运动技能，但驾驶汽车毕竟是一项严肃的任务，比掌握运动技能需要更多的心智能力，父母只有在慎重判断孩子是否具有足够的心智成熟度和良好的判断能力后，才能允许他们坐在方向盘的后面。在这个层面上，孤独症谱系障碍孩子的父母和其他普通孩子的父母需要做的决定是一样的。

一项新的研究显示孤独症谱系障碍人士和普通驾驶员在安全记录上的表现是相似的。一般的驾校往往过早地让孤独症谱系障碍人士上路练习。我建议驾校增加他们在安全空地上练习的时间，他们需要更多的时间去熟悉汽车、掌握基本功。

*通过阅读这些文章，阿斯伯格综合征人士会发现，那些"正常人"
在工作中也会犯社交错误，也会产生需要减轻的压力。*

创新思维铺就成功的职业道路

（选自 2006 年 3—4 月刊）

托基尔·松内（Thorkil Sonne）是一位阿斯伯格综合征孩子的父亲，他在丹麦创立了一家公司（Specialisterne Corporation），专门雇用阿斯伯格综合征员工来测试新的计算机软件。他们的工作是找出新软件中的软件编写错误，客户包括一家验证数字签名的公司（Cryptomathic）和一家主要的欧洲电话公司（Case TDC）。软件测试是阿斯伯格综合征人士的理想工作，因为一个好的软件测试人员的素质和阿斯伯格综合征固有的特长相吻合。阿斯伯格综合征人士往往具有强大的记忆力、关注细节的能力、坚持力、良好的耐心，以及喜欢结构化的工作方式。

托基尔创造了一个与众不同的工作环境，找到了给阿斯伯格综合征员工和公司客户带来双赢的解决方案。因为公司所有的员工都有一定程度的阿斯伯格综合征特征，工作场合人际压力明显减少。为了进一步减轻工作压力和焦虑感，每个人的工作日程都事先安排好，所有的任务都有明确的目标，事先被双方认同才会执行。这个公司雇用和培训那些有能力的阿斯伯格综合征求职者，他们利用乐高机器人[1]来作为面试工具，求职者可以通过机器人编程来展示他们的专业技术，从而代替传统的面试流程。

在这家公司有两件事是不允许的：①发脾气导致设备损坏或者人员被打；②在员工中挑拨离间引起冲突。只要不违反上述规定，阿斯伯格综合征员工们就可以安心工作，他们拥有其他公司所没有的安静的个人工作环境，感觉问题被降到最低，他们也不需要面对挑剔的老板和复杂

---

[1] 译注：乐高机器人（Lego Mindstorms），乐高公司于 1998 年开发的系列套件。

的人际关系环境。

现在，这家公司在欧洲已经开设了 3 个办公室，有 50 多位员工，其中 2/3 的员工是孤独症谱系人士，并拥有大量客户。

英国林肯郡的 AS-IT 是一家服务于高功能孤独症和阿斯伯格综合征人士的机构，主要负责训练他们具有胜任大公司 IT 职位的能力。AS-IT 采用辅导的模式，帮助那些不理解阿斯伯格综合征员工的老板避免问题的产生。当一个公司雇用了 AS-IT 的孤独症谱系障碍学员时，学员能够和 AS-IT 保持密切联系，以获得在工作单位中的必要指导和顺利融入工作单位的辅助。因为公司知道员工是阿斯伯格综合征人士，也知道 AS-IT 和孤独症或阿斯伯格综合征人士会给公司带来什么，并对此做好准备，这就避免了在相互不理解的环境下产生问题。如果没有类似 AS-IT 这样机构的深入帮助，阿斯伯格综合征员工就很有可能被公司解雇。

这些年来，我观察到长期成功被雇用的阿斯伯格综合征员工，如果他们遭到解雇，那可能有两个主要的原因：①换了一个新的、没有同情心的老板；②被提拔到需要复杂社交能力和社会交互的岗位。这些阿斯伯格综合征员工可能在技术岗位上表现非常杰出，无论是做技工、工程师，还是程序员，但是一旦被提拔到管理岗位上就无法胜任。公司老板需要事先得知，对阿斯伯格综合征人士和其他很多技术高手而言，提拔他们到管理层，不是最好的职业发展道路。

本文介绍的两家公司都利用创新的思维方式设计了新的工作模式，帮助阿斯伯格综合征人士在专业领域内施展才华。

阿斯伯格综合征人士找到了获得成功就业的支持，而公司找到了合格的聪明员工来推动工作开展。对很多人来说，他们只要跳出传统的框架思考，就有可能找到类似这样双赢的解决方案，利用阿斯伯格综合征群体所具有的正面特征，创造出让他们为社会做出贡献的场所。

另外一个增加阿斯伯格综合征人士就业的办法是创立一家以阿斯伯格综合征人士为主的公司，但不对外宣传这点。我参观过一家成功的动画制作公司，他们给出的价格可以和在印度的外包公司竞争。因此，一些大的动画公司在外包动画业务时，如电影的片头或绿幕合成，不再考虑印度公司，而是选择本地的这家公司。

训练技术工人也是一个可以考虑的领域。现在汽车机械工、其他机械工、水管工、电工、油田焊工和其他技术工人都很缺人。技术工作对一些擅长视觉和数学思维的阿斯伯格综合征人士来说是合适的，而这些工作也不容易被外包到其他国家。

实习工作

找到自己喜欢的职业非常重要。我经常被问起："你是怎么喜欢上畜牧业的？"我在城里长大，15 岁的时候去姨妈家的农场过暑假，然后就喜欢上了那里。学生们需要花时间去探索自己究竟喜爱什么。孤独症谱系障碍的很多学生面临的一个大问题是，他们很少去探索新鲜事物。我建议高中生和大学生，都要走出校园去当实习工，从高中暑假的第一份兼职，到大学或职业学校的专业实习工作，去探索不同的职业方向。

父母往往不愿意让孤独症谱系障碍孩子去接触真实社会，他们担心孩子会因面对困难而过度焦虑。不过不去试试，你怎么知道孩子们是否会喜欢工作，而且可能越做越好呢？我认为适合孤独症谱系障碍青少年的打工场所包括办公用品商店、超市或冰激凌店。这些工作的节奏不快，他们还有机会和顾客互动。比较困难的打工环境，往往要求他们具有更强的多任务处理能力，比如快餐店，还有节日期间比较繁忙的商店。父母、教师和职业辅导师经常犯的错误是，把不同程度的学生都放在一个场所实习，没有依据个体情况区分。比如，孩子们最初的实习工作都是去超市装袋，这份工作对有智力障碍的孩子可能是最合适的长期职业；而对功能更高的孩子，这应当只是最基本的工作能力训练，他还需要进一步的挑战。

研究显示在实习工作中表现良好的孤独症谱系障碍学生，更容易获得职业成功。他们能够获得并维持一系列实习工作，能顺利从学业模式转换到就业模式。

孤独症谱系障碍人士成为技术工人的机会

美国缺乏高质量的技术工人，比如电工、水暖工、焊工、空调维修工等这类机械制造业和修理服务业的工人。其中某些岗位不容易被自动化和计算机替代，因此长期缺人。我在设计畜牧业设备的时候，经常与熟练的技术工人打交道。他们中的不少人存在阅读障碍和社交障碍。他们如果出生在今天，就很可能被诊断为各种发育障碍，然后进入特殊教育体系。我认识的这些技术工人，目前都临近退休，但因为严重缺乏新生代进入这个行业，他们一辈子都没有被新人替代的工作压力。美国逐渐丧失了生产工业设备的能力，比如肉类加工厂的各类机器，目前我知道这类机器都依赖于进口，有些还很贵。美国不再愿意生产机械设备了，但我相信这个局面总会改变，我们还是需要更多的技术工人。

让孩子使用工具

现在的孩子们不太热衷学习使用工具。我观察到 16 岁的聪明孩子还在玩乐高，而不是用真正的木工工具做东西。中学取消了手工课是个巨大的错误。不过现在有部分学区，慢慢开始恢复了。像我这样的视觉思考者，特别适合成为技术工人。总有一些孩子像我一样，代数学不会，但很擅长造东西。一些技术工作不需要代数能力。我认为在职业教育中，代数不应当成为拿证书的必修课。一个好的技术工人，可以在他热爱的职业干一辈子，收入和福利都不错。

大学生的暑假实习工作

孤独症谱系障碍大学生暑假期间要去尝试自己可能感兴趣的工作。他们在毕业前，发现自己喜欢什么和不喜欢什么非常重要。在我任教的科罗拉多州立大学动物科学系，不是所有学生都来自农村，了解畜牧工业。他们暑假去养牛场或肉类加工厂参与研究实习的时候，大约有 2/3 的学生发现自己喜欢这样的工作，而 1/3 不喜欢。不去参与实习工作，他们就不可能了解自己是否真的喜欢这个职业。

现在的大学非常鼓励学生参与专业实习。标准的专业实习会安排学生学习解决实际问题，帮助他们熟悉未来可能的雇主。大学生的实习工作内容，通常不是打杂或者旁观，而是会被分配去处理真实的问题。比如在肉类加工厂，他们会被安排去解决这样的问题：为什么自动化仓库的数据显示缺失几箱肉？鸡翅处理流水线的最佳速度是多少才能兼顾效率和质量？而工程系的学生要处理的问题是：为什么电动叉车经常电量不足？ 这个学生打电话给叉车厂家，才发现是使用了错误型号的充电器。能够快速发现并解决问题的学生，就会被录用。

实习工作中，孤独症谱系障碍学生还需要了解如何在团队中工作。一些大的项目，需要整个团队做一个暑假，这是学校无法提供的学习机会。除了工厂，我的学生还会去银行、保险公司或医院实习。

有研究显示，孤独症谱系障碍职高生参加过专业实习的，73% 的人在毕业后找到了工作；而那些没参加过实习的，只有 17% 的人在毕业后找到了工作。

> 就我来看，导致孤独症谱系障碍的基因和爱因斯坦或莫扎特的基因可能是相同的，只是在表现程度上有差异。

孤独症和天才之间的遗传学联系

（选自 2008 年 7—8 月刊）

当今社会，我们依然把特殊人士看作是负面的。我们可能会使用政治辞令，称他们是"面临挑战的人"或"贴有不同标签的人"，不过事实依然是，我们更专注于他们不能做什么，而忽略这其中也有很多人具有正面的特征。在孤独症谱系障碍中也是如此。如果那些导致孤独症谱系障碍产生的基因被彻底消灭，我们可能要付出灾难性的代价。在我看来，导致孤独症谱系障碍的基因和爱因斯坦或莫扎特的基因可能是相同的，只是在表现程度上有差异。人类群体中有那么一部分特定遗传表达带来了具有高度创造力的、聪明的思想家，而这一部分遗传变异如果过大，就导致了这些人有严重的孤独症，没有口语，在生活中面临巨大困难。

如果爱因斯坦生活在今天，他很有可能被确诊为孤独症谱系障碍。他一直到 3 岁都不会说话，在 7 岁的时候还迷恋于重复一些句子，同时花费大量时间独自一人用扑克牌搭房子。他的社交能力在一生的大部分时间中都让人感觉比较奇怪，而且他自我描述是个心灵孤独者。

> 我对于社会公平、社会责任的强烈热情和我明显缺乏直接与其他人或社会团体接触的需要，古怪地对立着。我是一个孤独的旅行者，从来不真正属于我的国家、我的家庭、我的朋友，甚至我的直系家人，在我的心灵深处……

历史上的其他一些聪明的名人，也可能符合孤独症谱系障碍的特征，如艾萨克·牛顿（Isaac Newton）、托马斯·杰弗逊（Thomas

Jefferson）、苏格拉底（Socrates）、刘易斯·卡罗尔（Lewis Carroll）[①]、格伦·古尔德（Glenn Gould）[②]和安迪·沃霍尔（Andy Warhol）[③]。

有一些书籍描写了孤独症谱系障碍的著名科学家、音乐家和艺术家。在 2007 年出版的《天才基因：阿斯伯格综合征天才们怎样改变了世界》（*Genius Genes: How Asperger Talents Changed the World*）一书中，都柏林三一学院的精神病学教授迈克尔·菲茨杰拉德（Michael Fitzgerald）比较了一千六百多位著名人物被确诊的某些生物遗传特征，并得到这样的结论：孤独症谱系障碍、创造性能力和天才都来源于相同的基因。我也认同这一观点，就是说轻微的阿斯伯格综合征和古怪的人格特征是同一种东西，而孤独症谱系障碍中的正面特征，如细节思维、持久的注意力、着迷于特定主题上的兴趣，都是天才们最终能够产生改变世界的想法和发现的典型特征。西蒙·巴伦－科恩是一位来自英国剑桥大学的研究人员，他发现孤独症谱系障碍儿童的父母和其他近亲是工程师或其他专业技术人员的比例非常高。在我的家庭中，我的祖父是麻省理工学院毕业的工程师，是发明飞机自动驾驶设备的人之一。

怪人和书呆子在这个世界上一直都存在，所改变的只是世界本身，以及我们对其他人的期望。我在专业技术领域内和很多工程师及其他技术人员合作的过程中，发现他们中的一些人明显表现出典型的阿斯伯格综合征特征。很多人四十多岁了还没有被诊断过。他们都成长于一个社会规范非常严格的时代，那个时候孩子被认真地教育成严格遵守社会规范的人，这样的社会教育实际上帮助他们获得足够的社交能力来适应社会。他们中间的很多人都是成功的，有良好的工作。我认识的一位阿斯伯格综合征人士在肉类加工厂做总工程师，负责让上百万美元的工厂设备能够良好运作。

我担心在今天这个社会情况下，阿斯伯格综合征的诊断会让一些孩子的发展受到阻碍。随着美国工作机会的减少，竞争越来越激烈，个人的社会能力与技术能力或智力能力越来越紧密地联系在一起。不过我

---

① 译注：刘易斯·卡罗尔，《爱丽丝漫游奇境记》的作者。

② 译注：格伦·古尔德，著名钢琴家。

③ 译注：安迪·沃霍尔，著名艺术家。

们依然可以看到，在硅谷这类高科技工作环境中获得成功的轻微阿斯伯格综合征人士，他们具有天才般的技术能力，但社交能力不足。这些人的父母往往也在高科技领域工作，他们在孩子成长的过程中，重点教育的是孩子的计算机编程和其他专业技术能力，而不是过于担心孩子以后是否会有异性朋友，或者顺利参加每次学校的舞会。

我在很多会议上做过演讲，包括不同诊断类别的专业会议，如孤独症、超常和阅读障碍等。虽然现在的诊断标准很不精确，但是被确诊的人仿佛只生活在自己的圈子中。当我在会议中经过图书展台时，会发现同时出现在孤独症训练展台和超常教育展台上的书寥寥无几。这些书上往往会说孤独症谱系障碍孩子和超常孩子是不同的，但我在孤独症会议和超常教育会议中都曾看到一些典型的阿斯伯格综合征孩子。那些经常出现在超常教育会议中的阿斯伯格综合征孩子在学校普遍适应良好，而那些经常出现在孤独症会议中的孩子在学校通常表现得很糟糕，他们待在一个运作不良的特殊教育计划中，每天感觉无聊，而且生活中常常遇到麻烦。因为在他们生活的圈子中，周围的成人对他们的能力不抱很高的期望，这些成人往往更关注于社交缺陷。在某些案例中，我们很遗憾地看到，父母和教师过于依赖附加在孩子身上的标签，这使他们把教育目标降得很低，甚至他们对这些孩子的实际能力到底是什么都不感兴趣，他们只关注孩子不能做到的事情。比起那些被称为"有天分但发育迟缓"的孩子来说，在被称为"阿斯伯格综合征"的孩子中，这种低估现象更普遍。

父母和教师应当全面观察孩子，而不是仅仅依赖孩子的标签制订教育计划。我们需要记住，那些导致阿斯伯格综合征典型特征的基因也可能给孩子带来特殊的能力，让他成为这一代人中在某个专业技术方面的佼佼者。虽然我们在对未来的期待上要脚踏实地，不过也不要忽略潜在的天分，它们可能正安静地隐藏在孩子身体里，等待着一个合适的机会表现出来。

我的自我认同

（选自 2010 年 11—12 月刊）

在今天这个社会中，我最大的担心是太多的孤独症谱系障碍儿童和青少年会被"孤独症"这个标签束缚，无法找到通向成功的路。在青春期时，我迷恋于科学、骑马和手工制作。这些兴趣的成果是形成我的自我认同的基础，帮助我发展出成功的职业。今天，我看到很多聪明的孤独症谱系障碍人士被束缚在"孤独症"标签上，整个生活都以此为中心。年轻的时候，我滔滔不绝地谈论的是我感兴趣的事情，而不是孤独症。我对事情的痴迷成为我做手工的动力，如门栏、马刺、木工活和标牌，这些都是其他人欣赏和需要的物品。制作的时候，我还可以和其他人互动交流。老师和父母需要让孤独症谱系障碍孩子和成人参与到具体活动中来，在那里他们可以和其他人分享兴趣，如合唱、艺术活动、汽车修理、跆拳道、与动物有关的工作、机器人或戏剧。

我在很多大型技术和计算机会议上演讲过，在那些会议上，我看到大量未确诊的孤独症谱系障碍成人，他们都拥有成功和高水平的职业。他们所谈论的话题是最新的计算机技术细节，社会性的闲聊对他们来说很无趣。有一次我去参加一个孤独症会议，看到一位聪明的青少年只会谈论孤独症，我很想和他聊一聊他真正感兴趣的东西，如艺术、天文、历史或计算机。谈论孤独症本来也没什么不好，不过对一个人的生活来说，这不应当是最重要的部分。很多社区的阿斯伯格综合征支持小组很棒，因为他们鼓励孤独症谱系障碍人士发展自己的才能，同其他有才华的人交流。对他们来说，自己的刻板兴趣还可以同其他人分享，说明他们不是这个世界上的孤独者。孩子们应当有丰富多彩的活动，他们的生活不应该完全围着孤独症训练来转。每位父母都有责任让孩子过上这样的生活。

有一些孤独症谱系障碍成人和我谈到他们的生活中除了孤独症，

没有其他内容。他们或者没有工作，或者有一个无法满足自身能力的低层次的无聊工作，如超市理货员。我鼓励其中一位孤独症成人开办自己的家教服务，而另一位去参与和音乐有关的活动。他们需要一些和孤独症标签完全无关的活动。另外，我和那些事业成功、具有高层次技术职业的孤独症谱系障碍成人交谈时，发现他们的业余生活往往很苍白，这些人如果参加社区的孤独症和阿斯伯格综合征支持团体，应当能够找到发展业余生活爱好的渠道。

在我这个年龄，作为畜牧领域的大学教授就是我最重要的人生自我实现，而孤独症是我的第二个自我认同。孤独症无疑是我的自我认同中很重要的一部分，我喜欢我的特殊图像逻辑思维方式，我从来没有希望过自己被治愈成为"普通人"，但为了一个圆满的人生，我做了很多和孤独症无关的事情。孤独症谱系中那些最成功的人，可能拥有一个成功的职业，或者拥有一个业余爱好。书呆子和技术怪人在计算机会议中会表现出各种古怪的样子，很多人穿着像谢尔顿在《生活大爆炸》中穿的那种多层 T 恤衫。表现古怪不是什么大问题，我的西部牛仔穿着在人群中就显得很特别。在电影《自闭历程》中，有一个镜头是我的老板把一罐芳香剂拍到我的桌上说："你得去去味了！"这是真实发生在我身上的事情，今天我很感谢我的老板，表现得古怪可以被社会接受，但是肮脏就不行。我看到不少阿斯伯格综合征青少年和成人在公共场合不刮胡子，衣服邋遢。我虽然一直鼓励孤独症谱系障碍人士成为独特的人，但他们还是要注意整洁。我遇到过一位男士，他在大学教天文学，梳着很长的马尾辫，穿着一件很酷的天文 T 恤衫。我告诉他："不要剪掉你的辫子，你在从事一个有趣的职业，同时你要表现出骄傲的怪人样子，这让人感觉特别棒。"

我现在 72 岁了，回顾我的一生，我还记得我 20 多岁的时候，曾经花了很多时间去思考生命的意义到底是什么。我和那个年龄段的其他年轻人没有什么不同，我们都在试图去定义我们自己，找到自己应当走的道路。现在，我可以说我发现了自己生命的意义，是做一些具体、真实和积极的事情，让这个世界更美好。如果有一位妈妈告诉我，她读了我的书后，更加理解她的孩子；或者当一位农场主告诉我，我设计的牛栏设备非常管用，这就是我生命的意义。

托尼和天宝面对面

天宝·格兰丁的自传《浮出水面：被贴上孤独症标签》和她的新书《用图像思考》，深入分析了孤独症并提供了更多信息，比起我读过的任何教材内容都要丰富。当我第一次听她演讲的时候，我立刻注意到她坦率的个性，所有的听众都为她的渊博知识所吸引。

我很高兴能采访天宝，这为我提供了一个和她面对面的机会，来了解她对很多问题的看法。她有一种特别让人喜爱的个性。在旧金山进行的采访中，她的个性感染了台下300多位听众，访谈结束之后的掌声响亮而持久。

天宝是我眼中的英雄。如果要评选20世纪为理解孤独症做出最大贡献的人物，我的票肯定投给她。

托尼·阿特伍德博士

全球知名的孤独症和阿斯伯格综合征专家

（原注：以下内容是根据1999年12月9日天宝和托尼在未来地平线文化公司旧金山访谈会中的录音整理而成的。现场听众的反应非常好！在采访中，天宝真情袒露，那些幽默、闪亮动人的时刻让我们得以进入她的内心世界。能看到天宝发自内心的大笑是难得的。希望大家喜欢！）

托尼： 天宝，你是15岁的时候被确诊为孤独症的，当时你父母是怎么告诉你的，而你听到这个诊断之后有什么感觉？

天宝： 嗯，他们从来没有真正找到合适的机会来告诉我实情，应当是我后来绕着圈子从我姨妈那里了解到的。你知道那是在50年代，弗

洛伊德的时代 ①，和现在的气氛完全不同。但事实上，当我知道我有病的时候，还是大大地松了一口气，因为这解释了为什么我在学校中无法与其他孩子相处，特别是我无法理解那些青春期孩子做的事情。比方说，我的室友为披头士乐队而疯狂，她在看《埃德·苏利文秀》（*Ed Sullivan Show*）② 的时候，会一边尖叫一边在地板上打滚。我想：哦，虽然林戈（Ringo）③ 很酷，但是让我像她那样在地上打滚，我可办不到。

托尼：假设你现在的工作是向 14~15 岁的孩子解释他们有孤独症或阿斯伯格综合征，你会怎么说呢？

天宝：我想我会把你写的书和我写的书给他们看（笑）……嗯，我可能倾向于用一种纯技术的方式来解释：大脑中有一部分发育不成熟，导致在社会互动中产生困难。本质上我是个"技术人"，我的人格特性就是这样的。我喜欢修理东西，在我面对的大部分问题中，我都会选择用工程师的方法来解决。我的情感非常简单，如果我亲手做出好的产品，我就会非常满意。比方说，如果一位家长对我说："我读了你的书，这本书对帮助我的孩子适应学校环境非常管用。"那我就会特别高兴，因为我只从我做的具体事情的成果中得到满足感。

托尼：我好像记得你说过在你非常小的时候，有很明显的孤独症行为，而你享受其中。是哪些行为呢？

天宝：我小时候经常做的一件事是，让沙子慢慢从我手指缝里滑下，然后我就像科学家守着显微镜那样，仔细观察每一粒沙子。当我这么做的时候，外面的整个世界都可以不存在。我认为，每个孤独症孩子都可以有自己的那么一点自由时间，做类似的事情，因为这能让他们的心灵平静。但是，他们如果整天都在做自己喜欢的事，就没机会在别的方面发展了。洛瓦斯 ④ 的研究表明，孤独症孩子每周至少需要 40 个

---

① 译注：根据弗洛伊德的心理学理论，在 1950 年前后，很多孤独症领域的专家认为，孤独症的起因是父母对孩子的冷漠养育方式导致的，这个理论又被称为"冰箱妈妈理论"。直到 20 世纪 70 年代，这个理论才普遍被大脑天生神经发育缺陷理论所代替。

② 译注：《埃德·苏利文秀》，一档美国电视娱乐节目。

③ 译注：林戈，披头士乐队的鼓手。

④ 译注：伊瓦尔·洛瓦斯（Ivar Lovaas, 1927—2010），美国临床心理学家，最早在孤独症儿童的干预中使用应用行为分析。

小时和外界交流。我不赞同那 40 个小时全都用来做我们所说的在桌面上进行的严格的"应用行为分析训练"。不过我当年大概每周的确有 40 个小时要被其他人拉回到这个世界进行互动。比方说，每天有 1.5 个小时，我必须在餐桌上表现得像个小淑女；然后保姆带着我和我妹妹一起玩高度结构化的儿童游戏，其中有一些包括大量需要轮流等待的行为；我每天还需要参加言语治疗课……这些都对我的发展很重要。

托尼：刚才你用到一个词——"心灵平静"。对有孤独症和阿斯伯格综合征的一些人来说，控制情绪是非常困难的。你是怎么控制情绪的？

天宝：在我很小的时候，如果我在学校里大发脾气，妈妈就会说："今天晚上你不能看电视。"我在普通小学上学，一个班有 12 个孩子，是非常结构化的课堂。那个时候，学校和家庭之间联系密切，我明白我永远无法在老师和妈妈的联盟之间找到任何漏洞，所以我很清楚地知道，如果我白天在学校发脾气，晚上回家就不能看电视了。进入高中后，开始有同学欺负我，我会强烈反击，为此，我被学校开除了，这很糟糕。之后我进了一所寄宿学校，一开始也打了几次架，不过为了惩罚我的暴力行为，学校把我骑马的权利剥夺了。你知道，我特别想骑马，在骑马权利被剥夺过一次之后，我就吸取教训，不再打人了。就是这么简单。

托尼：我能问你一个很私人的问题吗？你和谁打架？你能打赢吗？

天宝：嗯……我打架总是会赢的……

托尼：那么，你是和男孩打，还是女孩？

天宝：都有，所有那些欺负我的人。

托尼：你真的能放倒那些高中男生？

天宝：没错。我记得有一次在学校食堂，我把一个男孩打倒在地上……不过后来因为我不能打架了，我对待被欺负的方法就只有哭，这是唯一能让我不去动手的办法。如果我看到对面的人马上要生气的样子，我就逃跑，我会自己避免去面对这种情况。

托尼：接下来我想问你一个技术性的问题。如果你有一千万美元的研究经费，可以花在开创一个新领域的研究上，或者用来支持现有的研究，你会怎么花这笔钱？

天宝：我特别想研究的一个领域是找出到底是什么导致了感觉问题。我知道这不是孤独症谱系障碍的核心缺陷，但对一些孤独症谱系障碍人士来说，感觉问题是使他们生活极度困难和很多功能无法运作的根源。另外一个非常糟糕的情况是孤独症人士，特别是高功能孤独症人士，他们的年龄越大，焦虑状况会越严重，哪怕他们服用氟西汀或其他药物，他们依然会感觉非常焦虑，无法正常生活。我希望有一种方法能让他们不需要吃大量药片，就能有效控制住焦虑感。当然，你听到我们有这么多的问题，是不是感觉钱应当花在努力阻止孤独症的产生上？其实在这点上我有点担心，因为如果我们完全消除了那些产生孤独症谱系障碍症状的基因，我们也就可能完全消除了产生天才人物的基因，如爱因斯坦。我相信人类特征是一个从"普通"到"特殊"的谱系。从根本上来说，那些社会性发育得非常好的人，不是发明计算机的人，不是建造发电厂的人，不是设计宏伟的建筑——像这个酒店的人。社会性好的那些人，他们整天都要忙着进行各种社交活动呢。

托尼：所以，你不会花钱研究怎么消灭阿斯伯格综合征，你不认为这是一种灾难性的疾病？

天宝：嗯，如果能有一种方法，只消除那些严重的缺陷，当然会非常好，不过同时我们还需要保留那些好的遗传信息。但问题是，现在的研究发现，导致孤独症谱系障碍的遗传因素非常复杂，有很多基因相互作用，如果基因有一点异常，可能就是天才；如果有太多异常，可能就坏了。遗传的本质大概就是这样吧。我在和动物打交道的过程中学到，如果在选种的时候过于强调某项纯种特征，那么随之而来的就是其他很差的特征。比如说养鸡，人们想要选择那种能很快长出很多肉的品种，但这种鸡普遍骨骼不够强壮，于是他们想到引入骨骼强壮的鸡种去杂交，然后得到了令人非常惊讶的结果，这是之前完全想象不到的。他们最后得到的那种奇怪的种鸡（公鸡），受到了母鸡的一致攻击和伤害。而原来那种公鸡，是具有正常的求爱行为的。现在，没有人敢说他们能预测选种之后生物体的行为了，这就是遗传的复杂本质吧。

托尼：天宝，你有一个特点你知道吗？你能让大家开心。我想很多时候你自己可能没有意识到，不过你的确有一种能让人开怀大笑的天分。对你自己而言，你感觉什么事情会让你发笑？你的幽默感来自哪里？

天宝：嗯，我只能明确一件事，就是我的幽默感是建立在视觉图像上的。当我说那些有关养鸡的事情，我脑子里必须出现鸡的图像。有一次我看到我们系里的会议室挂着历年来系主任的照片，用那种沉重厚实的木头相框框着。我看了看，说："被框着的老头儿们。"在另一个教师会议上，当我面对那些真人，脑子里突然就想起"被框着的老头儿们"，我忍不住就想大笑。这是我视觉幽默感的一个例子。

托尼：听说你有一个关于鸽子的故事。

天宝：哦，对，那些鸽子。韦恩（Wayne）和我有一天因为鸽子的事儿笑到不行，都滚到地板上了。你知道丹佛机场有很多鸽子，但机场工作人员从来不清理停车场上的那些死鸽子。我就想，把那些死鸽子放哪儿好呢？我想起每辆丹佛的城市工程车都顶着一个鸽子的标记。后来，他们搞了一个地方叫鸽子回收处，在停车场上有一个水泥的柱子，他们把这个地方围起来。当然你不会愿意把车停在鸽子回收处边上。不过每次我走回停车场的时候，我都会奇怪为什么那个巨大、精美、价值三万美元的 SUV 会正好停在鸽子回收处那儿呢？

托尼：这大概解释了为什么有些时候你笑得不行，而其他人根本不知道你在笑什么。

天宝：很对，因为我脑子里看到了滑稽的图像。我现在就看到在那个明黄色的丹佛城市工程车上的鸽子标志，非常可笑。

托尼：下面是关于你的家庭的问题。你的妈妈显然是你生命中很重要的一部分。她是什么样的人？她做了哪些对你有帮助的事情呢？

天宝：首先，她没有让我去精神病养护中心。你知道那是 50 年以前，所有的精神病专家都会建议把孤独症孩子送到那类养护中心去。我妈妈带我看了一个非常好的神经病学专家，他建议我应当去上言语治疗幼儿园。这是我好运气的一部分。那个幼儿园是由 2 位老师在家开办的，她们接收了 6 个孩子，不全是孤独症。那些老师非常好，懂得怎样教育孩子。在我 3 岁的时候，妈妈雇了一个保姆，那位保姆正好有带孤独症孩子的经验。现在想起来，那位保姆可能自己本身就有阿斯伯格综合征，因为她家里有一个从旧吉普车上卸下来的座椅，她说那是她最喜欢的椅子。

托尼：你妈妈还为你做了些什么呢？

天宝：嗯，她做了很多。她鼓励我发展艺术兴趣，跟我一起画画。她曾经是名记者，做过一个采访精神残疾人士的电视节目，还做过一个电视节目是关于情感紊乱的儿童的。你知道，50年前，很多不同症状的孩子都被认定有情感紊乱。作为记者，她走访了很多学校。所以当我在九年级遇到麻烦的时候（我把一本书扔到一个女同学的脸上，然后被学校开除了），我们必须去找另一所学校接收我，这时妈妈找到以前采访过的一所寄宿学校。如果她没有这么做，我不知道接下来会是什么情况。我进了那所寄宿学校，在那里我遇到了像我的科学老师那样的人，还有安姨妈农场里的那些人，他们都是我生命中的"贵人"。当然还有更多人在我成长过程中都帮助过我。

托尼：谈谈你的爸爸好吗？请描述一下你的爸爸和外公。

天宝：我的外公发明了飞机自动驾驶装置，他是一个非常安静和害羞的人，社会性不强。我爸爸那边的家族有情绪控制问题，他不是很看重我，他的社会性也不是很好。

托尼：你用什么办法让自己放松？在一天结束时，你怎样让自己安静下来？

天宝：在我服药以前，我一直通过看《星际迷航》（*Star Trek*）①来放松，我是《星际迷航》的忠实粉丝。《星际迷航》里面有一件事是我喜欢的，特别是老一版的，每一集都能起到道德规范作用。今天这个社会令我非常担心的是屏幕上到处充斥着暴力场面。我不是说电影中有很多枪支，我是说那些电影中的英雄们没有好的价值观。当我很小的时候，超人和《游侠传奇》（*Lone Ranger*）②里面的牛仔从来不会做坏事。而今天，我们看到的电视里的英雄可能会把女人扔到水里，或者不保护女人以致她们被打死。英雄本来就应当尽力去保护女人的，而不是让她被坏

---

① 译注：《星际迷航》，美国著名科幻电视剧。
② 译注：《游侠传奇》，美国电视剧。

人打死。今天，这个社会没有明确的价值观，这让我很担心，因为我的道德体系是建立在逻辑上的，如果我没有亲眼见到过有明确价值观的画面，我怎么能建立起我的逻辑道德体系呢？

托尼：我们就将要步入 21 世纪，在下一个 100 年中，你认为我们对于孤独症谱系障碍的理解会有什么变化？

天宝：哦，我不知道……我想我们可能会有一个完整的基因工程，他们会做一个"视窗 3000——造人"程序，然后知道怎么去解读 DNA 密码，但我们现在还不能。虽然科学家现在并不清楚 DNA 源码的含义，但他们可以操控 DNA，如加入或去除某些片段。100 年后，我想他们应当会做那些了。另外，我想那时候不会有孤独症了，至少不会有非常严重的那种，因为我们可以完全控制 DNA 了。

托尼：现在已经有不少孤独症和阿斯伯格综合征人士写了自传。在这些人里面，谁是你的英雄？

天宝：我一直关注着那些获得成功的人。有一位女士叫萨拉·米勒（Sara Miller），她为工业自动化公司编写程序。今天也有一位女士在这里，穿着特别漂亮，她开办了自己的珠宝行，她告诉我她有阿斯伯格综合征。所有这些人都是我的英雄。他们成功地塑造了自己，适应了社会，而且在做实事。

托尼：那些历史上的著名人物，你认为谁有孤独症或阿斯伯格综合征呢？

天宝：我觉得爱因斯坦有很多孤独症谱系特征，他到 3 岁还不会说话——在我的新书里有写到，我有整整一章 [1] 谈到爱因斯坦。我想托马斯·杰弗逊也有一些阿斯伯格综合征特征。比尔·盖茨拥有超强的记忆力，我记得有篇文章写道，他小时候能背诵整本《摩西五经》。这是一个谱系概念，没有一条明确的界限来划分人群，我们往往分不出一个人是计算机怪才还是阿斯伯格综合征人士，所有这一切都可能混合在一起，也就是说如果我们去除了导致孤独症谱系障碍的基因，就也有可能为此付出惨重的代价。几年前，有一位来自麻省理工学院的科学家说

---

① 译注：指《用图像思考》第十章。

过，如果我们去除了导致孤独症谱系障碍的所有基因，世界上可能就只剩下无趣的官僚了！

在访谈会结束前，托尼请台下的听众提问，下面是其中精彩的一段。

听众：你是怎么意识到你可以控制自己的生活的？

天宝：高中时我不是一个好学生，我经常做蠢事。作为一个视觉思考者，我需要用一扇真正的门来做计划。我每走过一扇门，就象征我进入了下一个目标。当用图像思考的时候，我如果没有太多过去储存在大脑硬件中的经验规律可以应用，就必须利用视觉地图来激发。我的科学老师用不同的科学实验来激发我的学习动机，让我认识到如果我想进入大学，成为一名科学家，我就必须努力学习。有一天，我自己决定走进一扇门，说："好了，我要开始试着在课堂上好好学习法语。"在生活中我也会有一些时刻，认识到我必须改变某种行为。我经历过不那么愉快的场景，比如，老板对我的邋遢样子非常不满，但这让我开始改变自己的着装。在我的生活中，总有一些导师来推动我前进，虽然并不是所有的经历都很愉快，但他们的强迫让我认识到，我必须要改变自己的行为了。所以我认为孤独症谱系障碍人士不能只是坐在那儿抱怨这个世界，他们需要站起来去改变，而好的人生导师可以帮助你。

托尼·阿特伍德博士是澳大利亚布里斯班（Brisbane）的临床心理学家，有三十多年从事孤独症、阿斯伯格综合征和广泛性发育障碍治疗的临床经验。他接触过的孤独症谱系障碍人士有几千人，从婴儿到八十多岁的老人，从非常严重的个体到大学教授。他关于阿斯伯格综合征和高功能孤独症的书籍及录像带被认为是这个领域内最好的资料。《阿斯伯格综合征：父母和专业人士指南》（*Asperger's Syndrome: A Guide for Parents and Professionals*）[1] 销售超过了 30 万册，并翻译成 20 种语言。

---

[1] 译注：该书的最新版本《阿斯伯格综合征完全指南》（*The Complete Guide to Asperger's Syndrome*）中文版 2020 年由华夏出版社出版。

第五版译后记

我从海量的 ChatGPT[①]信息中回过神来，大都已经回到家过春假了。因为春季过敏和精力不足，在家躺平度假一直是他最舒服的选择。

小都要和朋友们开车去海边。拿到驾照后，假期开车出游是他最向往的活动。每次游历回来，他也仿佛更成熟了一些。

大都依然没有交到朋友。他和 6 个室友平时只交流如何安排值日，然后关起门来在各自的卧室里学习。功课很忙，但他课余还要在实习公司里跟进度，为了能顺利衔接第二轮的暑假实习。

难得躺平在家一周，大都倒也不闲着。看小说、打游戏、和兴趣平台上的陌生网友聊天、做三餐，还要陪我闲逛。我忍不住问起他，关于最近人工智能的快速发展，他学校里老师的态度，实习公司里大小老板的态度，以及同学之间是怎么讨论的。

不催交友，不催恋爱，只聊工作和生活，他喜欢这样的氛围，这也有利于他的情绪稳定。尤其是面对快速变化的新时代，周围的普通孩子们都不免有焦虑感了。

大都的想法很简单，走一步看一步呗。他现在的实习工作方向是能源工程软件方向。公司除了传统工程方向，也有 AI 方向。怎么去顺应时代，还不是一个实习生需要考虑的。

他不考虑太多也是好事，每天乐呵呵的。作为一个重度挑食者，他经多年努力成为了美食爱好者和热爱烹饪的人，所以只要一日三餐的幸福感不被 AI 替代，他就很满足了。

简单的人，有简单的快乐。

天宝成长的时代，远不如现在的环境宽容。她要打破传统社会习俗，说服大家接纳特殊的人。无论是工作环境还是社会环境，在今天看

---

① 编注：ChatGPT 是美国人工智能研究实验室 OpenAI 推出的一种人工智能技术驱动的自然语言处理工具。

来，这些努力都是卓有成效的。这是她们那代人的光荣。

而这一代年轻人，面对着全新的变化。以我的知识和经验，我也不足以给出预测和指导。

通用人工智能的雏形，比专家们预测的早出现了 30 年。如果今天我们让 GPT-4^① 来翻译这本书，它会译得又快又好吧。虽然我们人类还在努力说服自己，AI 还不懂爱，也还没有产生让人信服的意识，但谁又知道爱和意识什么时候就出现了呢？

所以，无非就是走一步看一步吧。只要我们不放弃学习，不放弃实实在在的日常小幸福，不放弃一代又一代人努力得来的宽容环境，就可以了。

打开 new Bing^②，我又看到经常出现的 ChatGPT 欢迎词："Hi，又见面啦。我很乐意帮你解决任何问题，让你的这一天过得更好。"

谨在此感谢生活，感谢所有努力的人。期待我们的每一天都更好。

燕原

2023 年 4 月

---

① 编注：GPT-4 是 OpenAI 于 2023 年 3 月为 ChatGPT 发布的多模态大型语言模型。

② 编注：new Bing 是一款搜索引擎。

修订版译后记

时光荏苒，《我心看世界》中文版已经发行了五年多，天宝今年也70岁了。

这本书里最早的文章发表于2000年左右。十几年来，天宝一直没有停止关注孤独症谱系领域的新进展。从基因和大脑研究，到教育实践与社会接纳。天宝的一些新的理念，一些新的思考，都反映在《我心看世界》的新一版中。新一版不仅增加了新的文章，还有大量的修改和补充。

从20世纪40年代开始，天宝的一生经历了专家们对孤独症谱系障碍的反复认知，对"冰箱妈妈"的拨乱反正，从终身隔离到推动全社会参与的融合。针对大众的科普和宣传越来越深入，福利和教育法规也进一步得到完善。进入21世纪，基因和大脑的研究为深入理解孤独症带来了新的希望。虽然社会大众对孤独症的了解越来越多，特殊教育也在逐步普及，但成人的养护和就业却面临着越来越大的压力。天宝在《孤独症大脑》一书中说，我们进入了孤独症谱系的新阶段，是时候重新整理一切了。

这是一本入门书。天宝在这本书里并没有涉及太多复杂的问题。不过哪怕是最基本的孤独症谱系知识，在这几年中也有不少更新和发展。对于新家长，正确而全面地了解基本知识，可以避免走弯路。对于想了解孤独症谱系的大众，这本书里的内容可以加深理解，避免误解。作为资深家长，这本书里的内容并不难。但我们也可以看到，在每个题目的背后，都依然存在一系列有待解决的问题。

天宝已界古稀之年，依然没有停止学习和思考，没有停止为谱系障碍人士奔波。同时，我们身边的社会也经历着变化。新一轮的社会革命被人工智能的大潮推动着。在阿尔法狗的主人们训练机器学习自然语言和逻辑，识别情绪和手势的时候，我们期待着在不远的未来，智能机器会成为障碍人士不可缺少的生活辅助和学习伙伴。一切都在革新，一切都在变化。有困难和困惑，也伴随着突破和希望。

孤独症谱系从一开始就是一个快速变化的领域。《我心看世界》新一版的应运而生，是天宝坚持终身学习的示范，是很多人接触孤独症的起点。回首这五年来的变化，这本书也激励着我们永远不要停下来，而未来终将更美好。

在儿子迈向 18 岁成人之际，谨此与各位读者共勉！

燕原

2017 年 8 月

关于作者

　　天宝·格兰丁博士直到三岁半都不会说话，她用尖叫和哼哼来表达她的烦躁。1950 年，她被确诊为孤独症，她的父母被告知这类孩子应当被送入精神病养护中心。在她的书《浮出水面：被贴上孤独症标签》（原版《星星的孩子》）中，她说自己的经历是"从最黑暗的角落摸索出来的"。这本书的出版震惊了世界，因为之前大部分的专家和家长都假设孤独症的诊断相当于给孩子判了死刑，他们不可能拥有成就和贡献。

　　格兰丁博士是孤独症领域著名的作家和演讲家，她说："我发现依然有很多家长，甚至专家，相信孩子一旦被确诊为孤独症，就永远不会有希望，一生都会是痛苦和悲惨的。今天有越来越多的孩子被确诊为孤独症，就像我小时候一样。还有很多人不相信他们的孤独症特征可以被缓解和控制。但我要坚定地说，我的存在就是证明。"（节选自《浮出水面：被贴上孤独症标签》）

　　虽然在学校期间，格兰丁博士被认为是个怪人，不过她最终获得了人生导师的帮助，发展出兴趣和能力。之后，格兰丁博士成功地把她的天赋发展成了职业，成为世界上少有的著名畜牧业设备设计师。目前在美国，有一半牛群在使用她设计的设备，她也是汉堡王、麦当劳等大企业的顾问。

　　格兰丁博士是目前世界上在孤独症领域最有成就和最知名的成人。她传奇般的一生充满挑战和成功，她的经历被搬上了大荧幕。她频繁出现在国家公共广播电台和著名电视台的节目中，如 BBC 的特别节目《像牛一样思考的女人》（*The Woman Who Thinks Like a Cow*）、ABC 的《黄金时间》（*Primetime Live*）、《今日秀》（*The Today Show*）、《拉里·金现场秀》（*Larry King Live*）、《48 小时》（*48 Hours*）和《20/20》。各主要杂志也刊登对她的专访，如《时代》、《人物》（*People*）、《福布斯》（*Forbes*）、《美国新闻》（*U. S. News*）、《世界报道》（*World Report*）和

《纽约时报》。精彩电视台（Bravo）专门做了关于她生平的一档节目，她的故事也收录在畅销书《火星上的人类学家》（*Anthropologist from Mars*）之中。

格兰丁博士现在是科罗拉多州立大学动物科学系的教授。她经常在世界各地巡回演讲关于孤独症和畜牧业设备的题目。

格兰丁博士出版的最畅销的书就是这本《我心看世界》。她也是《孤独症大脑》《社交潜规则》《用图像思考》《我们为什么不说话》和《浮出水面：被贴上孤独症标签》的作者，并且发行过一些 DVD。